BIBLIOTHÈQUE
DE LA MAITRESSE DE MAISON

LE GUIDE MÉDICAL

DES

MÈRES DE FAMILLE

PARIS

CH. PLOCHE, LIBRAIRE-ÉDITEUR

5, place de la Bourse, 5.

LE GUIDE MÉDICAL

DES

MÈRES DE FAMILLE

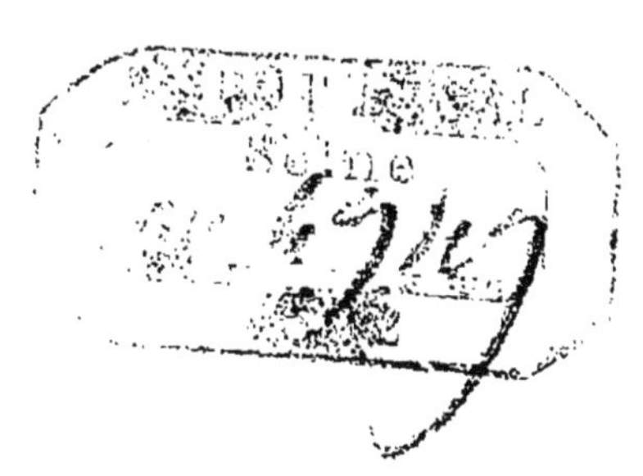

Paris.—Imprimerie Bonaventure et Ducessois,
55, quai des Augustins.

LE GUIDE MÉDICAL

DES

MÈRES DE FAMILLE

PAR

A. DE BRAYLONNE

D'après les ouvrages de MM. les docteurs DELABARRE fils,
DELACOUX et TOURTELLE.

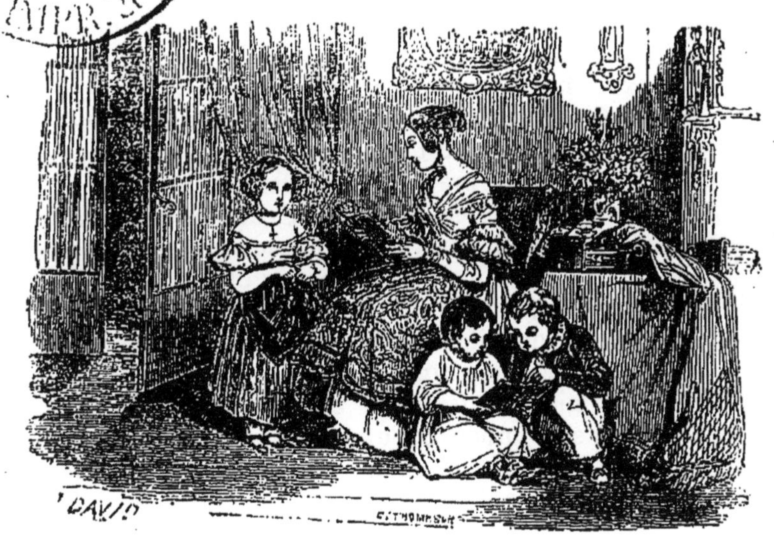

PARIS

CH. PLOCHE, LIBRAIRE-ÉDITEUR

5, place de la Bourse.

1852

AVIS AU LECTEUR.

L'hygiène et le régime constituent les deux principaux éléments de l'éducation physique de l'enfance. La médecine guérit, mais l'hygiène préserve, et c'est surtout quand il s'agit de ces organisations si débiles et si délicates, chez lesquelles le remède peut produire des effets presque aussi dangereux que le mal, c'est en pareil cas qu'il importe de prévenir plutôt que de réparer. L'objet de ce petit ouvrage est donc d'offrir aux mères un guide sûr dont les conseils les aident à éviter les écueils si fréquents sous les pas de l'enfance et susceptibles de compromettre une santé exposée à tant de périls inconnus. Les principes simples et certains qu'elles trouveront développés dans le cours de ce livre sont le fruit de l'expérience de plusieurs hommes pratiques, entre autres de M. Delabarre fils, médecin-dentiste de l'hospice des Enfants Trouvés. Tout ce qui concerne le premier âge, le régime préventif auquel il importe de l'astreindre, les soins hygiéniques qu'il réclame, les maladies auxquelles il est le plus fréquemment exposé et le traitement qu'elles exigent, est extrait du traité de M. Delabarre sur *les accidents de la première dentition*, écrit auquel la position toute particulière de l'auteur et ses connaissances spéciales prêtent une incontestable autorité. Les préceptes relatifs au régime alimentaire, et (qu'on nous passe l'expression) au régime moral de l'adolescence, sont le résumé des leçons de MM. les docteurs Delacoux et Tourtelle, dont les doctrines ont acquis, force de loi, en ces matières.

Le premier et le deuxième chapitres sont consacrés à l'alimentation avant et après le sevrage. Le troisième traite des affections propres à la première enfance, et entre autres des convulsions, des causes dont elles procèdent et des moyens de les prévenir et d'y remédier. Le quatrième, enfin, s'applique à l'hygiène physique et morale de l'enfance, depuis le berceau jusqu'à l'âge adulte.

Nous engageons vivement les mères à lire, à méditer et à consulter fréquemment ce petit code hygiénique, dont les préceptes clairs, simples et faciles à mettre en pratique, peuvent épargner à l'enfance bien des maux et aux familles bien des chagrins.

A. DE BRAYLONNE.

LE GUIDE MÉDICAL

DES

MÈRES DE FAMILLE

CHAPITRE Ier.

L'ALIMENTATION DES ENFANTS EN BAS AGE EST DÉTERMINÉE
PAR LE NOMBRE ET LA FORME DES DENTS.

Le premier principe dont une mère doit bien se pénétrer, c'est que la condition du nouveau-né est identiquement celle d'un convalescent épuisé par une longue maladie, et auquel il s'agit de rendre par degrés la vigueur et l'activité.

Comment y parvenir, si ce n'est par des ménagements infinis et à l'aide d'une nourriture proportionnée aux progrès de ses facultés ? La nature, le plus sage et le meilleur des maîtres, ne procède pas différemment dans le cours de la période où elle préside sans partage à l'alimentation de l'enfant. En effet, si l'on étudie les caractères spécifiques de la composition du lait, qui pourvoit seul à la subsistance du nourrisson pendant les mois les plus rapprochés de sa naissance, on acquiert la preuve qu'il subit, à plusieurs reprises, des modifications réglées sur les exigences du tempérament du nouveau-né. Que s'est-il passé durant le séjour de celui-ci dans le sein maternel ? Ses intestins se sont obstrués par une quantité de *méconium* dont ils demandent à se dégorger. Aussi le premier lait, doué d'une vertu éminemment laxative, agit-il à la manière d'un purgatif.

Cette évacuation accomplie, le lait change progressivement de nature et se transforme en un liquide séreux, médiocrement substantiel dans le principe, mais qui s'enrichit de plus en plus d'éléments nutritifs, à mesure que la puissance d'assimilation se développe et se fortifie.

Au moment où les premières dents apparaissent, le lait vient d'atteindre son point de perfection. C'est alors, mais alors seulement, qu'il faut associer au breuvage lacté des aliments légèrement féculents. Malheur aux parents dont l'imprudence, au mépris de la prévoyance maternelle de la nature, dérobe prématurément l'enfant à sa sollicitude et substitue à une préparation admirablement élaborée dans le sein de la mère un mode arbitraire de nourriture sans rapport avec l'état actuel d'une organisation si délicate ! C'est cependant la faute qu'on commet trop souvent, soit dans la crainte chimérique de voir dépérir l'enfant, soit par ce préjugé vulgaire qui consiste à croire que ce procédé contribue à faire de *beaux nourrissons*. Charger l'estomac de ces pauvres petits êtres de substances dont la digestion exige de sa part de longs et de pénibles efforts, ce n'est pas fortifier leur santé, c'est, au contraire, troubler leurs fonctions vitales, appauvrir et finalement ruiner leur constitution naissante par un travail supérieur aux forces et à l'activité de leurs organes.

Désireux de me rendre compte expérimentalement de l'influence d'une alimentation vicieuse sur l'organisme, au moment de l'éruption des premières dents, j'ai tenté, à plusieurs reprises, divers essais, qui n'ont jamais manqué de me conduire aux mêmes conclusions. Voici une de ces expériences dont le résultat ne me permet pas de conserver l'ombre d'un doute.

J'ai élevé quatre jeunes chiens de la même portée, mais en les soumettant à des régimes différents. J'ai laissé deux de ces animaux à la mamelle jusqu'à ce que leur dentition fût complète, sans leur permettre aucune nourriture autre que le lait de leur mère. J'ai sevré le troisième de bonne heure, avec la précaution de ne le sustenter d'abord qu'à l'aide de pain trempé dans du lait de vache, et, plus tard, de liquides chargés de résidus adipeux. Le dernier, séparé de sa mère en même temps que le précédent, a été livré, au contraire, à toutes les fantaisies de son appétit. Sa principale pâture se composait d'un mélange de viande et de pain, dont il se montrait fort glouton.

Quelles ont été les conséquences de ces modes variés d'éducation ? Les voici :

Mes deux premiers élèves n'ont jamais eu à subir la plus légère altération dans leur santé. Leur dentition s'est effectuée sans secousse et sans la moindre marque de souffrance. Enfin, ils ont acquis leur complet développement, en présentant tous les signes extérieurs de la plus robuste complexion.

Le troisième, après les premiers jours de sevrage, commença à *mâchonner* les corps durs qu'il rencontrait sur son passage, symptôme indubitable d'une démangeaison des gencives, contre laquelle il cherchait un soulagement. Vers l'âge de cinq mois, il fut pris d'une diarrhée séreuse et de vomissements d'une couleur jaune verdâtre, qui ne tardèrent pas à déterminer un amaigrissement extrême. Le mal céda aux vomitifs, à l'application d'un séton dans la région de la nuque et au régime du lait coupé et de fleur de soufre ; mais cette rude épreuve n'a pas laissé que d'altérer profondément et d'affaiblir sa constitution.

Pour ce qui concerne le quatrième, il atteignit d'abord beaucoup plus promptement que ses frères, une taille et un embonpoint florissants ; mais, à la suite d'une dentition difficile, apparut chez lui, vers le même âge que le précédent, une affection de nature identique, mais tellement intense, qu'elle défia tous les soins, toutes les médications, et emporta l'animal en peu de jours.

Ce mal particulier à la race canine, et qu'on nomme vulgairement *la maladie*, a, j'en ai la preuve non-seulement par mes observations, mais par celles du professeur Guersant, l'analogie la plus intime avec les désordres intestinaux si communs chez les très-jeunes enfants nourris, contre toute raison, d'aliments solides.

Il résulte donc, à n'en pouvoir douter, de ces diverses méthodes d'alimentation comparées, que la vigueur et la santé de l'animal se développent en raison directe de la durée de la lactation maternelle. La raison? C'est que ce mode de nourriture, en harmonie complète avec ses forces et ses besoins, permet à la sortie des dents de s'effectuer sans irritation, sans crise, et par conséquent sans danger. Il en est exactement de même en ce qui concerne l'enfant. Observons toutefois que le régime lacté trouvera un puissant auxiliaire dans certains aliments choisis et gradués, à condition qu'ils soient administrés par une main intelligente, et conformément aux prescriptions de la nature. Où ces prescriptions sont-elles écrites?... Elles le sont dans la dentition! C'est ici le point essentiel, fondamental de mon système, système basé sur l'observation constante, sur l'étude raisonnée des faits, et non sur des présomptions et sur des conjectures ; car sa simplicité même en démontre péremptoirement l'exactitude. Mais avant de passer à son application, et afin de prouver qu'il n'est, en résultat, que la conséquence naturelle, la déduction logique des lois premières qui régissent le développement de l'enfant, je demande la permission de prendre le nouveau-né au moment où commence pour lui la vie proprement dite, c'est-à-dire la respiration.

Régime à suivre pour les enfants antérieurement à l'apparition des dents.

L'enfant vient au monde. Aussitôt, sans autre maître que l'instinct, son premier acte est de se cramponner au sein de sa mère et d'y sucer à longs traits la liqueur bienfaisante que la nature distille à son intention. Quand ce mouvement tout spontané ne nous en donnerait pas la preuve, l'absence des organes de la mastication ne suffirait-elle pas pour nous convaincre que le lait maternel doit seul pourvoir aux besoins de la première enfance ?

En effet, si l'on sépare chimiquement les matériaux qui concourent à sa formation, on trouve qu'il contient, combinés dans une proportion admirable, tous les principes nécessaires au prompt développement de l'ensemble du corps humain : Le phosphate de chaux, base terreuse et solide des os ; le phosphate de fer, qui tient sa place dans la composition du sang ; la matière caséeuse (*vulgo*, fromage), presque identique avec la fibrine ou chair musculaire ; la matière butyreuse (le beurre) ; la matière extractive (ou végétale) ; le muriate de soude et de potasse ; le sulfate de potasse ; le phosphate de magnésie ; l'acide acéteux ; l'eau, et le sucre de lait, substances qui jouent toutes un grand rôle dans le phénomène de la vie.

On comprend aisément qu'un breuvage chargé de tant d'éléments vitaux suffise à l'alimentation d'un être à peine ébauché, quand, dans les montagnes de la Suisse et dans beaucoup d'autres contrées, il constitue la nourriture presque exclusive d'hommes actifs et vigoureux.

Il est bon d'observer que le lait maternel étant, par la consanguinité même, le mieux approprié à la constitution du nouveau-né, c'est toujours à lui qu'il faut donner la préférence.

Allaiter elle-même son enfant est, à mes yeux, pour une mère, un devoir sacré que d'impérieuses circonstances doivent seules l'empêcher de remplir. Mais si ces circonstances se présentent, ou si, cédant à un usage trop légèrement accrédité, elle se débarrasse sur une étrangère d'un fardeau qui n'eût pas tardé à devenir pour elle un plaisir, c'est un devoir non moins sacré de ne point s'en remettre au hasard du choix d'une nourrice. Je voudrais qu'on se préoccupât davantage des suites funestes que peut avoir, en pareille matière, une imprudente, ou plutôt, ne craignons pas de le dire, une criminelle incurie. On a vu des enfants, nés sains et robustes, s'étioler et périr en suçant le poison d'un lait vicié ; on en voit d'autres qui grandissent

chargés d'infirmités précoces, affligés de maux incura-
bles, dont ils ont puisé le germe dans le sein d'une
femme malsaine. Une bonne nourrice est un trésor
beaucoup moins commun qu'on ne pense, et je suis sûr
d'être agréable à toutes les mères en leur indiquant
à quels signes on peut la reconnaître.

De la nourrice et de son lait.

Règle générale, le meilleur âge d'une nourrice est
entre vingt-cinq et trente ans. Des cheveux bruns ou
blond cendré, une carnation ferme et colorée, des yeux
vifs, des lèvres vermeilles, une haleine douce et pure,
de bonnes dents, des gencives dures et roses, un nez
libre et exempt d'odeur, un cou dégagé, une poitrine
large et bien arquée, tels sont les signes extérieurs qui
doivent de prime abord fixer l'attention et provoquer
l'examen des qualités du lait.

Pour procéder à cette opération, on commence par
obtenir une petite quantité de lait, qu'on reçoit
dans une cuiller d'argent. Le bon lait affecte une
teinte d'un blanc légèrement bleuâtre. Trop bleu, il
manque de qualité nutritive ; trop blanc, il est lourd
et indigeste. Une odeur suave est le premier indice d'un
bon lait. Que sa densité soit telle, que, versé à la surface interne d'une assiette légèrement inclinée, il ne
coule pas trop facilement : que sa saveur ne soit ni
saline, ni amère, ni fade, et il présentera tous les
caractères désirables d'un lait salubre et bienfaisant.

Les mauvaises qualités du lait se reconnaissent à
plusieurs signes : par exemple, s'il tourne sur le feu ;
si, mis en contact avec un morceau de toile fine à demi
usée, il y laisse, après avoir séché librement, une
tache à bords jaunes, ou, ce qui est pire, noirâtres : ce
sont là deux pronostics des plus suspects. Une goutte
injectée dans l'œil y occasionne-t-elle un sentiment de
cuisson, c'est l'indication d'une surabondance de parties

grasses : dans ce cas, le lait a pour effet de relâcher l'enfant et de débiliter ses organes.

De l'allaitement artificiel.

Le lait le plus rapproché de celui de la femme par sa composition chimique est celui de l'ânesse, ou de la jument. Le lait de chèvre vient en seconde ligne. Le lait de vache, bien qu'il soit le plus généralement en usage, par suite de son abondance et de la modicité de son prix, ne tient que le troisième rang. Le dernier appartient au lait de brebis, que l'excès de matière caséeuse rend lourd et difficile à digérer.

Le lait d'ânesse devra donc être préféré à tout autre. En son absence, on emploiera le lait de chèvre, d'abord coupé par un tiers d'eau, puis pur, quand l'estomac de l'enfant sera capable de le supporter. A leur défaut, le lait de vache, mélangé par parties égales avec une décoction d'orge ou de gruau, et mieux encore avec du lait d'amandes, est une ressource précieuse.

J'ai peu de confiance dans le lait de louve, nonobstant l'imposant exemple de Romulus et de Rémus ; mais je le croirais encore bien préférable aux expédients préconisés par l'empirisme et l'ignorance, car leur déplorable effet est de compromettre gravement les jours de l'enfant, en entourant l'éruption dentaire des plus sérieux dangers.

Époque du sevrage.

Cependant le nourrisson grandit, se développe, s'anime, prend des forces. Quel moment faudra-t-il choisir pour commencer à le sevrer ? C'est là une question qui préoccupe à bon droit les mères, et à laquelle la médecine, pas plus que l'usage, n'a rien de rationnel ni de satisfaisant à répondre. Consultez dix praticiens, autant de réponses différentes.

A qui s'en rapporter dans ce conflit d'opinions personnelles, si multiples et si contraires? Mais à la nature! Il ne s'agit que de l'écouter et de lui obéir. Ses commandements se manifestent par des signes tellement palpables, son langage est si clair, si simple, si intelligible, que je m'étonne, je l'avoue, d'avoir été le premier à en saisir le sens.

L'ordre et la gradation à observer par rapport au régime de la première enfance résulte de l'apparition graduelle des dents.

Quel est, dans l'économie animale, le rôle réservé aux dents? Celui d'organes de la mastication. Les dents sont les auxiliaires obligés, on peut même dire les instruments des organes de la digestion. Si l'estomac eût été conformé de manière à se passer de leur coopération, la nature, qui ne crée rien sans motif et sans but, eût laissé les mâchoires de l'homme dégarnies pendant toute la durée de son existence, ainsi qu'elle l'a fait, d'ailleurs, à l'égard de certaines classes d'animaux. La précaution même qu'elle a prise de les tenir désarmées dans la première période de la vie implique, sans l'ombre d'un doute, prohibition de tout aliment dont la digestion exige une trituration préalable. Ne suis-je pas en droit de conclure de ce premier fait que si la nature ne pourvoit pas simultanément les mâchoires de toutes les dents; si, au contraire, elle ne procède que lentement et par degrés à l'œuvre de la première dentition, c'est dans l'intention formelle d'apprivoiser progressivement l'estomac avec les substances dont l'ensemble constitue l'alimentation de l'homme?

Une preuve de plus de l'évidence de ma proposition, c'est la différence caractéristique qu'on observe entre les diverses catégories de dents, dont la structure spéciale indique et précise la destination. Ainsi, les premières qui apparaissent, et qui sont au nombre de huit, accouplées quatre par quatre à la partie antérieure des deux os maxillaires, sont délicates, fragiles, taillées en biseau, conséquemment coupantes, et fonctionnant, lorsqu'elles se rapprochent et se croisent, à la manière d'une paire de ciseaux. Elles ne sont bonnes qu'à entamer ou à diviser les corps, mais ne présentent aucune disposition qui les rende propres à la mastication. Elles se nomment *incisives*.

Les *canines*, qui se montrent plus tard, sont longues, coniques, acérées, et visiblement destinées à pénétrer profondément dans les chairs pour ouvrir un passage aux sucs que les gencives sont chargées de pressurer et d'exprimer.

Les *molaires* surgissent les dernières; leur forme carrée, leur épaisseur, leur puissance, leurs larges surfaces munies de lobes et d'engrenages qui s'ajustent parfaitement les uns dans les autres quand elles se trouvent en contact, leur assignent impérieusement leurs fonctions : elles sont appelées à broyer et à triturer tous les comestibles, quelle qu'en puisse être la nature.

Le tableau suivant indique d'une manière précise l'ordre d'émission des vingt dents temporaires dites *dents de lait*, et l'époque approximative de leur sortie :

Du 1er au 4e mois. Point de dents.
Du 4e au 6e   —   2 incisives médianes à la mâchoire infér.
Du 6e au 8e   —   2 incisives médianes à la mâchoire sup.
Du 8e au 10e   —   2 incisives latérales à la mâchoire infér.
Du 10e au 11e   —   2 incisives latérales à la mâchoire supér.
Du 11e au 14e   —   2 premières molaires à la mâchoire infér.
Du 15e au 17e   —   2 premières molaires à la mâchoire supér.
Du 17e au 18e   —   2 canines à la mâchoire inférieure.
Du 18e au 20e   —   2 canines à la mâchoire supérieure.
Du 20e au 24e   —   2 deuxièmes molaires à la mâchoire infér.
Du 24e au 30e   —   2 deuxièmes molaires à la mâchoire supér.

Il ne me reste qu'à suivre, d'après ce tableau, la marche adoptée par la nature, et à fortifier peu à peu le régime de l'enfant parallèlement aux phases successives de l'éruption dentaire. Je considère comme impossible que la conviction du lecteur résiste à l'évidente logique de ma méthode.

Le nourrisson vient d'accomplir son quatrième mois.

Deux petites dents, dites *incisives médianes*, percent la gencive inférieure. C'est la marque indubitable que le lait de la nourrice ne suffit plus à ses besoins, et que ses organes réclament quelque chose de plus nutritif. Un peu de tapioka, d'arrow-root, de semoule, de vermicelle, ou bien encore de la biscotte et même une poignée de mie de pain bien séchée, qu'on fait bouillir, une demi-heure durant, dans une notable quantité d'eau, avec addition d'une pincée de sucre ou de sel, constitue un léger potage très-convenable pour la circonstance. On en offre à l'enfant quelques cuillerées, mais d'abord une fois par jour seulement, afin de familiariser l'estomac tout doucement et sans surprise avec un régime plus nourricier que le lait.

Il est à remarquer que la soif est un besoin fréquent chez l'enfant qui commence à manger ; l'eau sucrée constitue, pour lui, le breuvage par excellence. Le vin, même largement étendu d'eau, possède une vertu trop excitante. D'ailleurs, le régime lacté s'accommode mal de sa présence.

A l'apparition des dents incisives supérieures, il est à propos de doubler la ration de potage, c'est-à-dire de la donner deux fois par jour. On se réglera sur la sortie des quatre autres dents de la même série pour épaissir petit à petit les soupes jusqu'à ce qu'elles présentent la consistance de la bouillie, mais on se gardera de rien précipiter et de leur faire atteindre leur *maximum* de densité avant que les huit incisives aient effectué leur évolution complète.

Les quatre dents qui leur succèdent immédiatement ont reçu le nom de *molaires*. Leur conformation permettant à l'enfant un commencement de trituration, il n'y a nul inconvénient à lui donner d'abord du riz bien cuit, des panades, plus tard des échaudés, du pain trempé dans du lait coupé ou dans du jaune d'œuf, des pommes de terre en purée, des asperges, enfin une petite quantité de poisson léger, tel que sole frite, limande, carrelet, merlan, etc.

Aussitôt que les dents suivantes, dites *canines* ou *œillères*, pareillement au nombre de quatre, commenceront à se laisser entrevoir, on essaiera timidement de quelques potages au pain et au bouillon de poulet ou de veau, puis on arrivera par une transition presque insensible au bouillon gras bien dégraissé et fortement coupé. Si la digestion s'en opère facilement et sans accident, c'est une preuve qu'on peut diminuer graduellement la proportion d'eau jusqu'à suppression absolue. Une fois façonné à l'usage du bouillon gras, l'estomac est en état de supporter les jus de volaille et de viandes rôties. Il est temps de donner aux aliments substantiels l'avantage sur l'alimentation lactée. Dès lors, l'allaitement ne sera plus en quelque sorte qu'une concession faite à l'habitude; il serait dangereux de le suspendre brusquement, mais on y procédera par une gradation assez rapide pour qu'il disparaisse à l'époque où la dernière des canines atteindra le terme de sa croissance.

Ce procédé sage et prudent présente une double garantie de sécurité : il sauvegarde la santé de la mère aussi bien que celle de l'enfant; car si l'un est mis, par ses bienfaits, à l'abri des dangers qui peuvent naître d'un changement subit dans le mode d'alimentation, l'autre y trouve l'avantage de perdre insensiblement son lait, dont les derniers vestiges cèdent sans peine à un léger traitement.

La présence des quatre dernières molaires complète la première dentition. Leur apparition est le signal de nouveaux besoins, auxquels les sucs isolés de la viande ne donnent qu'une satisfaction imparfaite. Il faut donc renforcer encore le régime, et recourir en premier lieu à la volaille hachée, plus tard au bœuf bouilli, enfin aux viandes rôties de toutes sortes, lorsque la huitième molaire est en ligne. A partir de là, il suffit de régler avec prudence les repas de l'enfant et de contenir ses appétits dans les limites d'une hygiène bien ordonnée ; mais je ne saurais trop insister sur la suprême nécessité de conserver le sein au nouveau-né jusqu'à l'éruption complète des canines : si parfois cette période est, pour lui, féconde en accidents plus ou moins graves, cela tient précisément à ce qu'on l'a soumis à un sevrage prématuré, ainsi qu'à une nourriture trop substantielle, partant excitante. Ce régime stimulant irrite la sensibilité nerveuse, très-développée dans l'enfance; la sortie des canines devient laborieuse; les gencives sont en proie à ce que j'appelle le *prurit de dentition*, et la vie du jeune malade est mise, par les conséquences qui résultent de cette affection spéciale, dans un péril très-sérieux. Le plus sûr moyen de la conjurer est de se conformer minutieusement aux précautions que je recommande et qui me sont dictées par l'observation de la nature et l'invariable expérience des faits [1].

A la suite de quelque écart de régime, ou par toute autre cause, il se produit souvent, dans le cours de la dentition, des accidents qui méritent attention. Ils se manifestent par l'affectation de l'enfant à porter ses doigts à sa bouche, par l'abondance de la salivation, par l'apparition de la diarrhée, des vomissements, des mouvements convulsifs, ou par un état permanent de constipation. Ces accidents tiennent fréquemment à la nourrice : en ce cas, cette dernière devra boire de l'eau d'orge ou de gruau, même dans le cours de ses repas. Cette médication, qui agira sur elle par voie directe, opérera par contre-coup chez le nourrisson, à la faveur de l'intermédiaire du lait. De plus, il est utile de faire prendre à celui-ci une cuillerée d'eau sucrée chaque fois qu'on vient de l'allaiter, surtout s'il vomit en quittant le sein. Si l'enfant est sevré, on réduira l'alimentation, ce qui offre d'ailleurs d'autant plus de facilité

---

[1] J'ai remarqué, en outre, et ce détail est de la plus haute importance, que les individus qui ont été sevrés de bonne heure sont généralement affligés de mauvaises dents; phénomène qu'on s'explique aisément quand on réfléchit que le lait contient au plus haut degré tous les éléments de l'ossification. Le retirer trop tôt à l'enfant, c'est donc enlever aux organes de la mastication un de leurs principes constitutifs.

que l'état morbide entraîne toujours, chez ces organisations délicates, la privation d'appétit. Dans tous les cas, il est urgent de recourir à l'usage du *sirop de dentition*, et de pratiquer de fréquentes et légères frictions à la surface des gencives. La propriété de ce dentifrice est de calmer promptement l'ardeur dont ces organes sont le siége, et de faire disparaître, avec le *prurit de dentition*, tous les accidents secondaires, et souvent mortels, qui en proviennent.

Du reste, pour régulariser convenablement l'alimentation du bas âge, je signale aux parents une double boussole qui ne trompe jamais, et qu'ils ne doivent pas négliger de consulter chaque jour : c'est, d'une part, l'état de la dentition, de l'autre, la physionomie des déjections. En effet, tandis que le nombre et la conformation des dents déterminent la nature des aliments appropriés à la puissance des organes, les matières excrétées indiquent s'ils ont été bien digérés et choisis avec discernement.

S'il fallait un argument de plus à l'appui d'une méthode si manifestement rationnelle, je le trouverais dans la coïncidence parfaite établie entre le régime réglé sur la dentition de l'enfant et les besoins réglés sur la dépense de ses forces. En effet, considérez le nouveau-né antérieurement à l'apparition des dents. Il ne marche point, il n'agit point, il reste constamment couché sur son berceau ou sur les genoux de la nourrice, dans une situation voisine de la torpeur qui s'empare de certains animaux, tels que les tortues, les marmottes et autres, pendant la durée de l'hiver, et qui, en paralysant chez eux l'activité, suspend en même temps l'exercice des fonctions digestives, devenues superflues. De même chez l'enfant au maillot, dont la vie, pour ainsi dire végétative, s'écoule dans un état presque léthargique, l'inertie de l'estomac, coïncidant avec l'inaction du corps, se contente sans peine d'un breuvage tel que le lait. A l'époque où se montrent les premières dents, la mobilité s'étant déjà sensiblement développée, le surcroît d'aliments répond à l'accroissement et à la réparation des forces.

A mesure que la machine s'anime, que la liberté des mouvements s'établit, que les facultés agissantes se déploient, en un mot, que la vie active se met en jeu, le régime doit devenir de plus en plus succulent et réparateur. Quand la dernière dent est sortie, l'élève est entré en pleine possession de la vie : c'est alors que, pour en revenir à l'assimilation que j'ai faite au début du présent chapitre, la convalescence est terminée [1].

Je ne finirai pas sans réfuter d'avance une objection spécieuse dont mon système pourrait, à la rigueur, être l'objet.

Mais, dira-t-on, les règles que vous avez posées touchant la marche périodique de l'éruption dentaire sont contredites par de nombreuses exceptions. Tantôt la dentition est précoce, tantôt elle se fait attendre. Comment se comporter dans ces cas anormaux? Loin d'infirmer l'autorité de ma méthode, ces faits particuliers, et contradictoires en apparence, lui donnent pleinement raison. Il me suffit, pour le démontrer, d'établir que les dents ont avec les organes digestifs la corrélation la plus immédiate et la plus intime, ce qui est facile à prouver anatomiquement. En effet, si l'on examine avec attention les membranes au sein desquelles s'opèrent la naissance et le travail des dents, on acquiert la certitude qu'elles ne sont autre chose que le prolongement des membranes de l'estomac; d'où l'on ne peut s'empêcher de conclure, ce me semble, que les dents

---

[1] Je ferai remarquer, en passant, que la sollicitude de la nature se réveille à l'heure où la vieillesse ramène graduellement pour l'homme une période d'affaiblissement correspondante, en sens inverse, à celle de l'enfance. La chute successive des dents est le moyen providentiel qu'elle emploie pour interdire au vieillard l'usage des aliments incompatibles avec l'état de son estomac.

D'ailleurs le vieillard, incapable de multiplier ses jouissances, se tuerait par la table, s'il n'en était dégoûté par le mauvais état de sa denture.

procèdent directement de ce viscère. Partant de là, le mystère ne s'explique-t-il pas de lui-même? Comment ne pas reconnaître que l'estomac joue, en cette circonstance, le rôle de régulateur, et qu'il marque, par la précocité ou la tardiveté de la dentition, l'état précis de son développement et la nature exacte de ses besoins?

Rien de moins étonnant que la diversité qui se manifeste entre nourrissons du même âge. Pourquoi les différences qu'on observe dans les tempéraments formés ne se produiraient-elles pas dès l'enfance? Tel engloutit dans un seul repas plus de nourriture que tel autre n'en absorbe dans toute une semaine; et cependant chacun des deux se trouve bien de son régime, et se trouverait mal du régime opposé. C'est une question de complexion.

Je m'arrête : en faut-il davantage pour réduire à néant l'objection que je combats? J'engage les gens du monde et surtout les gens de l'art, j'engage aussi les mères à relire et à méditer ces considérations que j'ai présentées sous la forme la plus claire et la plus simple qu'il m'a été possible. Si nouveau que soit le principe sur lequel elles sont fondées, qu'on soit bien convaincu que je ne cherche point à être neuf, mais à être utile. Mon système n'est point le fruit de l'empirisme, ni d'une théorie conçue *à priori;* il est le résultat de longues et sérieuses études basées sur l'examen des faits et sur des expériences constantes. J'ajoute, pour lever tous les doutes et pour dissiper toutes les craintes, que, de tous les enfants élevés d'après ces données, pas un seul n'a été tourmenté d'une manière inquiétante par la dentition.

CHAPITRE II.

DU RÉGIME ALIMENTAIRE DEPUIS L'ÉPOQUE QUI SUIT LE SEVRAGE.

Le régime alimentaire indiqué par le docteur Delabarre ne dépasse pas les dernières limites de la période du sevrage. Nous le complétons à l'aide des préceptes puisés dans l'ouvrage du docteur Delacoux touchant *l'Éducation des enfants*, préceptes qui forment en quelque sorte le code alimentaire de l'enfance et de l'adolescence.

— Bien fermenté, bien cuit, le pain est, de toutes les préparations des céréales, le meilleur aliment, soit en soupe, soit en substance. Les soupes de pain doivent donc avoir la préférence sur toutes les bouillies de pâtes préparées. Tous les enfants s'accoutument facilement à la soupe : on est même étonné de la quantité que quelques-uns en consomment. Dans les campagnes, les enfants en mangent jusqu'à trois et quatre fois par jour, et dans l'intervalle quelques tranches de pain et des fruits, voilà toute leur nourriture. Aussi sont-ils mieux portants que ceux qui déjeunent avec du chocolat, du café et du thé, et qui, aux repas, se gorgent de viandes et de pâtisseries de toute espèce.

Comme base de toute nourriture, les fruits, même ceux de meilleure espèce, ne sauraient suffire, surtout dans nos climats, où il est besoin d'une nourriture plus substantielle que celle qu'ils pourraient fournir et où aussi la quantité serait insuffisante. Les fruits, néanmoins, sont d'un très-grand secours et des accessoires précieux pour varier les mets, soit dans leur état naturel, soit après leur avoir fait subir quelques préparations pour corriger l'âpreté et l'acidité des uns, soit pour faire évaporer la grande quantité d'eau que renferment les autres.

Ce serait une erreur d'attribuer aux fruits la formation des vers intestinaux ; les larves qu'ils renferment ne sont point susceptibles de se développer dans les voies digestives. Loin de favoriser le développement des vers, presque tous les fruits, en raison de leurs qualités laxatives, sont vermifuges. Il est de fait, d'ailleurs, que les enfants qui en mangent beaucoup ne sont pas plus sujets aux affections vermineuses que ceux qui en mangent peu.

La pomme de bonne espèce et bien mûre peut être regardée comme un des meilleurs fruits et des plus sains, en raison des proportions de sucre et d'acide qu'elle contient : c'est le fruit dont on se lasse le moins. Aussi les enfants qui en ont à discrétion en mangent-ils en grande quantité sans en être incommodés.

La poire est moins salubre et plus indigeste que la pomme. Les poires d'espèces choisies ne sont bonnes qu'à leur maturité parfaite : comme ensuite elles deviennent molles, elles perdent aussi de leur qualité.

La cerise réunit toutes les propriétés qui rendent les fruits salutaires. Toutes les espèces sont bonnes, mais il ne faut point croire, comme il est dit dans certains livres d'hygiène, que les cerises aigres soient toujours préférables aux cerises douces. Celles-ci, plus précoces, sont plus suaves et d'une digestion plus facile. J'ai vu beaucoup d'enfants malingres et rachitiques recouvrer la santé et se régénérer, si j'ose m'exprimer ainsi, pour avoir mangé abondamment pendant toute la saison, des guignes rouges ou cerises qui viennent en plein vent : il faut néanmoins en excepter la variété qu'on appelle bigarreaux, dont la chair est dure et indigeste.

Dans l'état naturel, les groseilles rouges sont d'un goût flatteur et rafraîchissantes. Pour les officines et l'économie domestique, on en prépare des sirops, des gelées et robs, qui ne sont pas moins utiles dans les cas maladifs qu'agréables dans l'état de santé. Les groseilles noires et les groseilles à maquereaux sont souvent réfractaires à l'estomac, surtout les dernières, qu'on cueille presque toujours avant leur maturité.

Les fraises et les framboises sont d'une saveur agréable, rafraîchissantes et douées d'un parfum qui contribue autant que leur sapidité à les faire rechercher.

Peu de fruits sont plus discrédités que les prunes. Cependant la qualité malfaisante qu'on leur suppose n'est point réelle. La raison de cette prévention se trouve dans les influences pernicieuses de l'atmosphère qui règne dans le temps auquel ce fruit est arrivé à sa maturité. Ce n'est donc pas la prune qui est malfaisante par elle-même. Il n'est cependant pas indifférent de préférer quelques espèces, telles que l'abricot (qui n'est qu'une variété de la prune), et la reine-claude. Les prunes séchées au four sont d'un grand secours dans l'économie domestique et deviennent ensuite, par la coction, un mets léger, sain, et un précieux auxiliaire pour la nourriture des enfants.

Aqueux, mucilagineux et mou, le melon est rafraîchissant, et il n'est malfaisant que lorsqu'il a acquis trop de maturité, ce qui lui fait perdre une partie de son acide ; il devient alors purgatif par l'excédant de sucre et de mucilage. Les autres cucurbitacés, tels que le concombre, la citrouille, le potiron, qui ne se mangent qu'après la cuisson, en potage ou en compote, sont sains et nourrissants.

Les pêches et les figues ne peuvent incommoder qu'en raison de leur quantité et non de leur qualité.

De tous les fruits, il n'en est point de plus agréable au goût et de meilleur à la santé que le raisin. Dans les pays où il abonde, on voit peu d'enfants avec des obstructions et des dispositions au carreau. Ce fruit est sans contredit le plus salutaire et le meilleur qu'on puisse leur donner.

Le coing, la nèfle, l'alize, le corme, sont fortement astringents, ayant la propriété de resserrer le ventre. Il ne serait donc point prudent de les donner à discrétion aux enfants, surtout à ceux qui ont les intestins paresseux et qui sont prédisposés aux engorgements mésentériques.

Vertes ou sèches, les noix ont l'inconvénient d'occasionner des cours de ventre et quelquefois même des dyssenteries. Les noisettes et les amandes sont beaucoup plus agréables au goût; sèches ou vertes, elles n'ont aucune qualité malfaisante.

En raison de la grande quantité de fécule combinée avec une certaine proportion de sucre, la châtaigne est un des fruits les plus nourrissants et en même temps les plus sains. Nulle part les enfants ne sont plus robustes et mieux portants que dans le Limousin, où ils sont nourris principalement de châtaignes, tant que ce fruit peut se conserver.

En raison de la petite quantité de fécule que contiennent les légumes herbacés, tels que le chou, la laitue, la chicorée, les épinards, etc., ils sont peu nourrissants; mais quand ils sont de bonne qualité et arrivés à un degré de maturité convenable, ils deviennent des accessoires précieux dans la nourriture journalière. On néglige trop d'y accoutumer de bonne heure les enfants, auxquels les panades et les soupes herbacées conviennent mieux que les potages préparés avec des sucs de viande. Les asperges et les artichauts peuvent, aussi bien que les plantes précédentes, entrer dans le régime alimentaire de l'enfance.

Les graines légumineuses, telles que les fèves, les haricots, les pois, les lentilles, ne sont point une mauvaise nourriture, comme on le croit communément. La grande quantité de fécule qu'elles renferment les rend très-nutritives et d'une digestion facile, quand elles sont suffisamment cuites (particularité à laquelle il importe de veiller). Ces espèces n'ont aucune qualité qui doive les faire exclure du régime qui convient aux enfants; tout au contraire, on en a vu quelques-uns être rendus à la santé en ne leur donnant uniquement que des potages faits avec des gelées de haricots, quand tous les autres aliments étaient refusés ou réfractaires à l'estomac.

Les racines potagères, le navet, la carotte, le panais, la betterave, le salsifis, la scorsonère, etc., quoique peu nourrissantes, sont, depuis leur entier développement jusqu'au moment de la végétation printanière, d'une saveur agréable, d'une digestion facile et éminemment salutaires. On ne saurait trop recommander de préparer des potages avec ces racines en substance ou en décoction. Par leurs propriétés diurétiques et rafraîchissantes, elles maintiennent la liberté du ventre, si nécessaire chez les enfants, comme étant la première indication à remplir pour prévenir ou combattre les engorgements mésentériques ou le carreau, contre lequel les moyens les plus rationnels à employer doivent être tirés de la diététique.

Parmi les racines alimentaires, la pomme-de-terre tient le premier rang. Ce tubercule peut, au besoin, tenir lieu de toute autre nourriture. Dans nos campagnes, pendant tout l'hiver, les enfants consomment beaucoup plus de pommes-de-terre que de toute autre chose. Cette nourriture, peu substantielle cependant, a sur toute l'économie une influence prononcée. Tous les enfants qui mangent beaucoup de pommes-de-terre sont peu sujets aux diarrhées de même qu'aux affections vermineuses. Ce n'est point à un principe particulier qu'il faut attribuer cette double propriété ; mais il est facile de concevoir qu'une substance farineuse et friable, comme celle de la pomme-de-terre, absorbe une grande quantité de mucosités gastriques et intestinales, qu'elle entraîne au dehors et dont la présence provoque une foule de maladies.

Il nous reste à parler de quelques autres espèces potagères, mais qui n'entrent dans la composition des mets que comme des assaisonnements, telles que le persil, le thym, le laurier-cerise. Si nous en exceptons ce dernier, qui a des qualités éminemment délétères dues à la présence de l'acide prussique, toutes ces espèces employées à titre de condiments sont innocentes ; mais en raison de leur odeur très-pénétrante et de leur grande sapidité, elles ne sont point agréables au palais des enfants, qui ne s'y accoutument qu'avec le temps. Il en est de même des plantes bulbeuses potagères, de l'ail, de l'oignon, du poireau, de l'échalote, de la ciboule, pour lesquelles les enfants ont de prime abord un dégoût très-prononcé. Cependant, toutes ces espèces bulbeuses sont anthelmentiques, c'est-à-dire contraires aux vers. Les enfants qui mangent beaucoup d'ail ne sont point sujets aux affections vermineuses, et le docteur Delacoux assure avoir souvent combattu avec succès ces mêmes affections en prescrivant aux enfants une décoction d'ail coupée avec du lait, et administrée en boissons ou en lavements.

Si le règne végétal est plus abondant en espèces alimentaires, il est moins riche en éléments nutritifs et réparateurs que le règne animal. Le sucre, la gomme, la fécule, principes doux et sédatifs, sont la base des premiers. Dans les substances animales, outre les principes beaucoup plus nourrissants, tels que la gélatine et la fibrine, qui en composent la plus grande masse, un grand nombre d'autres à base salifiable s'y trouvent combinés, et donnent à ces substances une saveur très-marquée et des qualités excitantes. Il est donc facile de pressentir que les aliments tirés du règne animal ne sont point ceux qui conviennent le mieux à un être qui quitte le sein maternel. Les enfants soumis de bonne heure à une nourriture animale sont beaucoup plus précoces, leurs organes arrivent plus tôt à maturité, mais sans acquérir plus de développement.

Il est à propos d'observer que, de toutes les substances alimentaires, celles qui, sous un volume donné, contiennent moins de parties nutritives, conviennent le mieux à l'enfant. Les voies digestives, pendant les premières années de la vie surtout, ont besoin d'agir constamment et sur une grande masse. Cette réflexion peut aussi s'appliquer aux adultes. Ceux qui mangent habituellement beaucoup et dont l'estomac et les intestins ont acquis une notable latitude par l'usage d'une nourriture abondante et peu substantielle, sont exempts de cette foule de maladies qui reconnaissent pour cause les congestions sanguines vers le foie, la rate et les épiploons ; lesquelles, au contraire, sont très-fréquentes chez ceux qui mangent peu, comme les mélancoliques et les hypocondriaques, et qui usent habituellement d'une nourriture animale trop succulente.

Les enfants qui abusent de la viande sont très-irritables et disposés aux maladies aiguës. Les inflammations des organes de la digestion et du cerveau sont aussi rares chez les enfants habitués à un régime frugal que fréquentes chez ceux qui se gorgent d'aliments substantiels tirés du règne animal. Pour vérifier cette assertion, il n'est besoin que de considérer l'enfance dans les diverses conditions de la société, et l'on verra que partout où l'état des fortunes ne permet qu'un régime sobre et frugal, mais de bonne nature, les enfants jouissent ordinairement d'une meilleure santé que ceux qui vivent au sein du luxe et de l'abondance.

De tous les aliments empruntés au règne animal, ceux qui conviennent le mieux à l'enfant sont le lait et les œufs. Le lait de bonne qualité est un aliment salutaire et désiré de tous les enfants. Le lait de chèvre est le plus salubre, en ce qu'il varie moins dans sa composition. En substance, le lait est plus sain que les diverses préparations qu'on en obtient, telles que le beurre, la crème et le fromage. Pour les enfants, aucun aliment n'est peut-être plus pernicieux que le fromage. Nous sommes même autorisé à croire que beaucoup d'affections vermineuses ne reconnaissent pas d'autre source. Il est des contrées, des localités, des familles même où ces maladies semblent régner plus particulièrement et notamment dans les campagnes, chez les petites gens dont les enfants n'ont souvent pris autre chose que du fromage à leurs repas. A Paris, on est à même de remarquer aussi que les affections vermineuses sont plus fréquentes chez les enfants des classes pauvres, qui la plupart du temps ne mangent rien autre chose que de mauvais fromage ou le rebut des fruits.

On peut mettre les œufs au premier rang des choses alimentaires très-substantielles : en général, ils sont d'une grande ressource dans l'économie domestique, et en particulier dans l'alimentation de l'enfance. Il faut observer que dans les mets dont ils sont la base, il importe au plus haut degré que la partie albumineuse (le blanc) soit parfaitement mélangée avec la partie mucilagineuse (le jaune). Les œufs durs sont indigestes parce que le blanc coagulé laisse peu de prise au suc gastrique.

À l'égard des viandes, il est à remarquer que la chair des volatiles domestiques, étant la plus digestible, est celle qui s'approprie le mieux à la constitution des enfants, toutefois en exceptant les chairs huileuses, celles de l'oie et du canard. Celle des mammifères, étant beaucoup plus animalisée et plus succulente, résiste davantage à l'estomac ; il faut cependant en excepter les viandes de lait, le chevreau, l'agneau et le veau, qui approchent beaucoup de celle des volatiles de basse-cour, et qui par cela même conviennent mieux aux enfants que le bœuf et le mouton. Celles-ci, soit en bouillon, soit en substance, sont peu familières aux enfants aussitôt après le sevrage. Il est même fort ordinaire de voir la première de ces viandes leur occasionner des indigestions. La prudence exige donc qu'on les y accoutume graduellement.

En raison de la grande quantité de graisse ou d'huile animale que contient la chair du porc, beaucoup d'estomacs ne peuvent la digérer, et en général elle est peu salutaire aux enfants en bas âge.

Les espèces des champs qu'on appelle gibier donnent une chair beaucoup plus animalisée que celle des animaux domestiques ; aussi ces viandes sont-elles nourrissantes et échauffantes, et conviennent-elles fort peu au premier âge.

De tous temps les viandes rôties ont été recommandées comme une bonne nourriture pour les enfants, et sous tous les rapports elles doivent être préférées à tous les ragoûts, dans lesquels on mélange une foule d'ingrédients, sinon nuisibles, du moins inutiles.

Les viandes salées sont peu salutaires aux estomacs jeunes et délicats ; elles durcissent dans le sel, perdent de leurs qualités substantielles et deviennent moins digestibles qu'à l'état frais.

En général, tous les enfants qui mangent beaucoup de viande sont doués d'un luxe de santé voisin d'un état maladif, et beaucoup sont sujets à certaines affections, notamment celles de la peau, et aux engorgements glanduleux. Ceux dont les parents exercent des professions qui ont pour objet l'exploitation des viandes offrent de nombreux exemples à l'appui de cette assertion. A Paris surtout, on est à même d'observer que les enfants des individus employés aux abattoirs, tels que les abatteurs, les tripiers et les fondeurs, ont un embonpoint qui tient presque de l'obésité; la plupart ont la peau rouge et rude, avec des éruptions fugaces ou permanentes souvent très-opiniâtres.

Une nourriture purement animale ne convient donc point aux enfants, et d'autant moins encore qu'ils se rapprochent davantage de la naissance. Ce n'est que peu à peu, et progressivement, qu'on doit les accoutumer au régime des adultes. L'enfant n'a véritablement besoin d'une nourriture substantielle que lorsque tous les systèmes de la locomotion sont continuellement en exercice, lorsqu'il marche, court et lutte. C'est alors que la nutrition doit pourvoir d'une part à la croissance, de l'autre à la réparation des forces.

Sous le rapport des qualités substantielles, le poisson tient le milieu entre les végétaux et les animaux à sang rouge et chaud. La chair de poisson est d'une digestion facile. Le poisson frais est une nourriture saine et préférable au poisson salé; outre l'odeur repoussante que celui-ci contracte dans le sel, il y prend un goût désagréable que l'habitude seule rend supportable.

Aussi tous les enfants d'abord n'aiment pas le poisson salé, le hareng, la sardine ni la morue.

La quantité de nourriture que prennent les enfants n'est pas toujours relative à l'âge ni à la force des individus, même dans l'état de santé. Des enfants plus jeunes, maigres et fluets consomment plus que d'autres plus avancés en âge et mieux constitués. Mais toujours la quantité de la nourriture sera en proportion inverse de ses qualités nutritives.

Les enfants qui n'ont que du laitage, des fruits et des plantes potagères, ont besoin et mangent plus souvent que ceux qu'on nourrit de viandes et d'autres mets très-substantiels. N'ayant qu'un régime frugal, on est étonné de la quantité d'aliments que consomment les enfants des campagnes. J'ai voulu savoir ce qu'un individu de deux ans et demi, bien portant, pouvait manger dans un jour, en ne lui donnant que les mêmes aliments dont il se repaissait habituellement. Voici le résultat : 1° un litre de bon lait de vache, avec la quantité nécessaire de farine de froment pour la convertir en bouillie, le tout en poids 2 livres 1/4 ; 2° 8 onces de pain de ménage de froment ; 3° 10 onces de pommes de terre bouillies ; 4° trois pommes crues pesant 7 onces. Total : 3 livres 3 onces.

Un adulte en aurait autant qu'il lui faudrait pour vivre.

A Paris, un enfant du même âge, bien portant et de bon appétit, a mangé : 1° une panade de 5 onces ; 2° pain et café au lait, 3 onces ; 3° soupe, viande et fruits, 6 onces ; 4° tartine de confiture, 2 onces ; en tout 24 onces. Ces expériences, que j'ai faites plusieurs fois, m'ont convaincu que, de part et d'autre, la plupart des enfants de cet âge consommaient plus que moins ; mais on voit que les enfants des campagnes consomment au-delà de ceux des grandes villes. La raison de cette différence n'est point seulement dans la nature des aliments, car si l'on change les individus de régime, les premiers resteront toujours les plus forts mangeurs, l'habitude étant devenue chez eux un véritable besoin. Dans la manière d'être, tout contribue sans doute à diminuer l'appétit des citadins, mais rien n'influe davantage sur l'appétit que l'usage des sucreries. Cette coutume vicieuse de prodiguer aux enfants les préparations sucrées atténue singulièrement chez eux l'appétit, sans lequel la santé n'est jamais parfaite et l'accroissement s'en trouve retardé. Tout ce qui émousse le sentiment de la faim pendant la période de la croissance est intempestif. Dès lors que l'estomac agit moins, toutes les autres fonctions se ralentissent.

L'appétit des enfants demande toujours à être satisfait, bien cependant qu'il ne naisse pas toujours d'un besoin pressant; mais il est nécessaire que, durant les premières années de la vie, l'estomac soit dans une activité permanente, et l'on ne peut remplir ce double but qu'en donnant à l'enfant une nourriture peu substantielle.

La grande activité de l'estomac pendant les premières années de la vie empêche d'astreindre les enfants à un ordre de régime touchant le nombre et l'heure des repas. Tout système de régularité ne convient qu'à ceux qui sont déjà susceptibles d'apprécier les observations de l'autorité paternelle. C'est alors qu'il faut commencer à les accoutumer à la sobriété, à la tempérance, et, de plus, à manger de tout. On doit toujours blâmer les parents qui, loin de réprimer les habitudes vicieuses que contractent les enfants par des préférences capricieuses pour certains aliments, les favorisent au contraire par des condescendances puériles et mal entendues. Il faut surtout s'opposer au développement de ces goûts pour la gloutonnerie et la gourmandise, auxquels tous sont naturellement enclins. Aucune habitude n'a de conséquences plus réelles et plus fâcheuses; les enfants gourmands et gloutons deviennent lourds et pesants, aussi bien au physique qu'au moral.

Les enfants qui commencent à prendre des aliments solides ont souvent besoin de boire. L'eau n'est pas seulement le liquide qu'ils préfèrent, c'est la boisson la plus naturelle et la meilleure en même temps. L'eau froide est tonique et propre à donner de l'énergie à l'estomac, pourvu que le corps ne soit point en sueur ; tandis que l'eau chaude agit comme sédatif, affaiblit les forces digestives, et conséquemment amollit et énerve le corps. C'est presque toujours une précaution, sinon blâmable, au moins inutile, que de faire chauffer les boissons qu'on donne aux enfants.

Le miel dissous dans l'eau passe à la fermentation vineuse et forme une liqueur qu'on nomme hydromel. Pour les enfants, qui en général aiment les boissons douces et sucrées, l'hydromel qui n'a point encore fermenté est une boisson très-salutaire, surtout pendant les fortes chaleurs, à l'époque de la canicule.

Les infusions de thé, notamment celle du thé vert, qui nous vient de la Chine, sont éminemment stimulantes : sous tous les rapports, cette boisson n'est pas sans inconvénients pour les enfants. Le café développe par la torréfaction un principe amer empyreumatique qui rend son infusion très-stimulante ; l'excitation que ce breuvage porte sur tout le système nerveux éloigne le sommeil et accélère le cours du sang. D'après ces effets, il est facile de concevoir combien le café peut être nuisible aux enfants, dont la fibre délicate est facilement irritable. Les jeunes sujets qui se livrent à l'usage habituel du café sont d'une grande mobilité ; chez eux, tous les actes de la vie semblent se succéder plus rapidement : aussi sont-ils plus exposés aux congestions sanguines vers l'encéphale et aux convulsions.

Presque tous les enfants aiment le vin, et cette boisson peut être salutaire à ceux qui sont d'une constitution débile et qui ont souffert pendant l'allaitement, surtout quand ils sont nés dans des régions froides et humides, où l'eau est de mauvaise qualité. L'usage du vin préviendrait souvent ces fièvres intermittentes meurtrières qui règnent particulièrement chez les enfants pendant la saison de la canicule dans les contrées marécageuses. Les enfants, ayant souvent besoin de boire, consomment proportionnellement plus de boisson que les adultes: d'après quoi, il est facile d'expliquer pourquoi, durant les fortes chaleurs, ils sont plus sujets aux diarrhées colliquatives et aux dyssenteries, quand ils n'ont que de mauvaise eau pour boisson. De quelque qualité qu'il soit, le vin étendu d'eau convient toujours mieux que le vin pur; celui-ci, donné en certaine quantité, jette les enfants dans un état d'ivresse qui n'est pas toujours sans danger.

Toutes les boissons alcooliques distillées, telles que l'eau-de-vie de vin, de grain, de pommes-de-terre, le rhum, le kirsch, etc., sont essentiellement nuisibles aux jeunes sujets. Nous ne voyons même pas qu'en aucune circonstance ces liqueurs puissent être favorables aux enfants : au moral, elles produisent une sorte d'ivresse stupide ; au physique, leur influence n'est pas moins évidente. Tous les individus auxquels on fait prendre de bonne heure des boissons spiritueuses restent nains et rabougris.

Dans les contrées qui manquent de vin, la bière est d'une grande ressource. On a peine à comprendre qu'un auteur justement célèbre, Camper, se soit élevé contre cette boisson en prétendant que ceux qui en faisaient usage devenaient imbéciles et étaient sujets aux affections calculeuses. L'une et l'autre assertion est également inexacte.

Le cidre de bonne qualité, tant qu'il n'a point passé à la fermentation acide, peut être, en l'étendant d'eau, une boisson salubre pour les enfants.

CHAPITRE III.

DU PRURIT DE DENTITION, DE SES CAUSES ET DES MOYENS D'Y PORTER REMÈDE.

Revenons au docteur Delabarre et suivons-le dans ses études à la découverte du principe morbifique d'où procèdent la plupart des maladies de l'enfant. —Les premières recherches vers lesquelles je dirigeai le cours de mes observations n'avaient qu'un but : c'était de pénétrer la cause première des convulsions auxquelles l'enfance est si souvent sujette durant la phase de la première dentition : mais je ne tardai pas à m'apercevoir que le cadre de mes études s'élargissait de lui-même; car je découvrais, chemin faisant, que non-seulement les convulsions, mais encore la diarrhée, les vomissements et les irritations de toute nature, dont le premier âge est tributaire, dérivaient d'une source commune. Ces affections diverses ne sont manifestement que les conséquences variées d'un principe unique, l'état des mâchoires en travail, ce dont je me fais fort de convaincre tout homme éclairé et consciencieux.

Bienvenant jusqu'aux dents, tel est le dicton pittoresque dans son laconisme, mais que l'expérience a suggéré aux femmes de la campagne : il témoigne de cette vérité fréquemment observée, à savoir, qu'on voit tel enfant, robuste et bien portant durant les premiers mois de son existence, s'étioler et contracter toutes sortes de maladies au moment de l'ossification, de la progression et de la sortie des dents.

On a très-diversement commenté ce phénomène; mais la plupart, s'arrêtant à la surface des phénomènes, sont convaincus que l'alvéole s'use sous l'action de la dent qui la transperce, et que la gencive est perforée par la couronne dentaire de la même manière qu'un parchemin pourrait l'être par un poinçon : de là les violentes douleurs causées par l'éruption des dents et les accidents qui en découlent. Cette dernière croyance, la plus accréditée de toutes, passe pour article de foi, notamment auprès des gens du monde, chez lesquels on entend dire communément :

« Tel enfant est malade, parce qu'il *perce* ses dents. »

Erreur profonde. Les dents naissantes ne percent point les gencives. Elles sont amenées à la surface par l'effet combiné d'un tissu spongieux sous-jacent, dont l'élasticité les presse et d'un corps fongueux ou champignon qui les précède et leur fraie un passage en absorbant les chairs qui font obstacle à leur sortie[1]. Les faits sont en contradiction directe avec toutes les théories qui précèdent. Comme elles partent de principes absolument faux, il n'en est pas une qui n'arrive à une conclusion fort éloignée de la vérité.

Quel phénomène se passe-t-il donc dans les mâchoires d'un grand nombre d'enfants, qui puisse donner naissance à des crises dont l'issue est si souvent funeste? Est-ce de la douleur? Sont-ce des lésions organiques? non.

Quelle est donc la cause déterminante de ces désordres qui viennent à l'improviste troubler la santé et compromettre la vie de tant de jeunes créatures florissantes avant l'époque de la dentition?

Question d'un bien grave intérêt, puisqu'elle fut mise au concours, dès l'an 1781, par la Société royale de médecine de Paris, et que, malgré le prix attaché à la meilleure solution, elle reste encore à résoudre. En effet, la statistique avait constaté, à cette époque, qu'il mourait chaque année, par suite des maladies de la dentition, la sixième partie des enfants en bas âge; et les tables de mortalité donnent la preuve que cette proportion est demeurée la même, bien que le mode de traitement ait été complétement changé.

Les travaux faits jusqu'à ce jour sur cette matière aussi obscure qu'intéressante n'avaient donc réussi qu'à compliquer le problème en multipliant les conjectures. J'ai la ferme confiance de l'avoir résolu par la découverte du *prurit de dentition.* Dans ma conviction, toutes les affections qui dépendent de l'éruption des dents de lait sont le produit plus ou moins direct d'un chatouil-

---

[1] Ce mécanisme a été longuement et clairement décrit dans un chapitre spécial du livre de M. Delabarre, SUR LES ACCIDENTS DE DENTITION. Nous avons passé sous silence ces observations essentiellement anatomiques, parce qu'elles présentent un intérêt moins usuel que scientifique.

lement local, qui, en réagissant sur le système nerveux, jette le trouble dans les diverses fonctions de l'économie. C'est ce que je puis démontrer par l'examen circonstancié de la marche que suit le développement de la crise dentaire.

A l'époque de la formation et de l'ossification des premières dents, l'enfant n'est pas encore en possession de la faculté de parler, mais il n'en est pas moins en état de traduire très-clairement par sa pantomime et par les intonations différentes de ses cris inarticulés, les impressions pénibles ou agréables qu'il éprouve. Eh bien, observez-le au début du travail de la dentition : ses premières sensations se manifestent par un mouvement significatif : il porte vivement, mais sans cris, ses doigts à sa bouche et se frotte avec opiniâtreté les gencives. Cette action implique-t-elle chez lui un sentiment de souffrance ? Évidemment, non. Qu'un insecte vienne à me frôler le visage, que les barbes d'une plume effleurent l'épiderme de mes lèvres, de mes paupières ou l'intérieur de mes narines, aussitôt ma main se porte machinalement à l'endroit affecté. Ce geste est-il l'effet d'une commotion douloureuse? Point du tout : il n'a d'autre mobile que le chatouillement causé par la présence d'un corps importun.

Le nourrisson qui souffre éclate en plaintes et en sanglots; une piqûre, une brûlure, une colique font à l'instant même jaillir et ses pleurs et ses cris. C'est ce qui ne manquerait pas d'advenir, dès le prélude de l'éruption dentaire, si ses premières atteintes étaient accompagnées de douleur. Mais du moment où l'unique démonstration de l'enfant consiste à passer silencieusement ses doigts sur ses gencives, n'est-on pas fondé à penser que ce qu'il ressent est d'une nature différente ? Et que serait-ce, sinon une sensation de prurit, de démangeaison, de chatouillement?

La meilleure preuve que la gencive n'est nullement endolorie, c'est la facilité, je dirai plus, l'expression de jouissance avec laquelle l'enfant tourmenté par la dentition y laisse porter la main; c'est l'empressement qu'il met à saisir et à mordre tous les corps susceptibles d'opposer une résistance à la pression de ses mâchoires. Si sa gencive était le siége d'une douleur nettement caractérisée, vous le verriez au contraire défendre cet organe du plus léger attouchement, car le propre de la douleur est d'exalter, dans la région dont elle s'empare, la sensibilité des tissus.

On ne saurait, sans mauvaise foi, se refuser à conclure avec moi, des observations précédentes, que l'enfant n'éprouve dans le principe qu'une démangeaison, un chatouillement d'une espèce particulière, effet purement nerveux, que je désigne sous le nom de *prurit de dentition*.

Il est essentiel de remarquer que c'est seulement après qu'ils ont longtemps promené, sans se plaindre, leurs doigts sur leurs gencives, que l'impatience finit par gagner les enfants chez lesquels la dentition doit s'opérer avec peine. Alors ils s'agitent, se tournent, se retournent, se tordent en tous sens; puis finissent, de désespoir, par jeter des cris furieux, mais de ces cris qu'un observateur exercé ne saurait confondre avec les gémissements et les lamentations arrachés par la douleur. Point de larmes, point de sanglots; rien que des accents de colère et de rage, des clameurs convulsives, pareilles à celles qui échappent aux personnes nerveuses soumises malgré elles à un chatouillement prolongé.

A dater du moment où le prurit de dentition a pris ce caractère, il devient la terreur de l'enfant, et la seule approche d'un accès suffit pour renouveler ses angoisses. Voilà le motif des cris presque incessants que font entendre certains sujets durant la période de la dentition.

L'effet le plus fâcheux de cet état de choses, c'est que l'ébranlement du système nerveux jette la perturbation dans toutes les fonctions vitales : le sommeil disparaît, l'appétit s'évanouit, les digestions se dérangent, et les résultats inévitables de ces désordres sont la fièvre, la diarrhée, les vomissements et les convulsions. Quoi! dira-t-on, un simple chatouillement pourrait avoir des conséquences aussi graves? Oui, sans doute : il ne tiendrait qu'à moi d'en citer mille preuves. La morsure de certains insectes, bien que peu douleureuse au fond, ne dégénère-t-elle pas, à la longue, en une véritable torture? Ne voit-on pas souvent un cheval du naturel le plus paisible se cabrer et s'emporter sous l'empire de l'irritation causée par les mouches qui le harcèlent? Enfin ne sait-on pas, par l'épopée de La Fontaine, que c'est assez d'un moucheron pour mettre au supplice le plus puissant des animaux? Mais, sans chercher ailleurs mes exemples, je m'adresse, lecteur, à vous-même. Je vous suppose d'une organisation irritable et nerveuse, et j'imagine qu'à l'instant où vous vous mettez à table on s'avise de vous chatouiller légèrement la plante des pieds; que cette titillation se répète à plusieurs reprises dans le cours de votre repas; que votre sommeil soit à tout moment troublé par le même supplice : croyez-vous votre santé à l'épreuve d'un semblable agacement? Croyez-vous que, s'il se renouvelle pendant des jours, des semaines, des mois entiers, votre constitution résistera à sa pernicieuse influence; que vos digestions pourront s'accomplir régulièrement; que vos forces se répareront dans l'agitation d'un sommeil constamment interrompu? Non certes. Eh bien! ce tourment dont l'image même vous épouvante est celui qu'endurent un grand nombre d'enfants à l'époque de la première dentition. Comment s'étonner qu'une notable partie de ces frêles créatures y succombe? Les mauvaises digestions engendrent la fièvre, la diarrhée et les vomissements; une excitation constante détermine des convulsions; enfin la privation de sommeil entraîne l'étisie, le dépérissement, et de ces accidents continus surgit une désorganisation générale qui conduit rapidement à la mort.

Il est donc évident que c'est à l'excitation du système nerveux, stimulée et fomentée par le prurit de dentition, et non point à des douleurs dues aux prétendus efforts des dents pour percer les gencives, qu'il faut attribuer la plupart des maux de la première dentition. Si l'éruption dentaire avait lieu, ainsi qu'on se l'imagine, par voie de perforation, n'est-il pas manifeste que la souffrance n'épargnerait aucun enfant, puisque la pression de la dent rendrait, chez l'un comme chez l'autre, les gencives également douleureuses? Cependant on sait qu'il n'en est point ainsi, et que celui-ci franchit impunément et sans le moindre malaise le pas périlleux où celui-là laisse sa santé et parfois sa vie.

D'où peut naître cette différence, en apparence inexplicable? Les sujets peu nerveux, peu impressionnables, peu chatouilleux, si je puis m'exprimer ainsi, sont généralement à l'abri des atteintes du prurit de dentition. Les organisations d'une nature opposée sont, au contraire, une proie à laquelle il s'attaque et se cramponne avec acharnement.

Mais l'origine du mal étant découverte, ce n'était que la moitié de la tâche : il restait à trouver le remède.

Je le cherchai d'abord dans les moyens dictés, en apparence, par l'instinct même de la nature. J'ai déjà fait remarquer que la plupart des enfants aux prises avec les phénomènes de la première dentition portent les doigts à leurs gencives qu'ils frottent comme par un besoin impérieux, et que les animaux dont l'âge correspond à cette époque de la vie humaine recherchent avidement les corps durs pour les soumettre à l'action de leurs mâchoires. Partant de ces deux faits, évidemment dérivés du même principe, j'essayai primitivement des frictions pratiquées méthodiquement sur les gencives, soit par l'intermédiaire des doigts, soit à l'aide de diverses substances solides, telles que l'ivoire, le bois ou le métal sous forme de hochet, les racines de guimauve, de réglisse, etc. Les résultats donnèrent un démenti formel à mes conjectures. L'intervention de ces agents, ainsi mis en œuvre, n'aboutissait qu'à faire succéder au prurit de dentition une inflammation très-douleureuse de la membrane buccale. J'en conclus que le frottement que l'enfant fait subir à sa gencive part de la même cause et engendre le même effet que l'action de gratter une plaie ou un bouton, action instinctivement produite par le sentiment d'une démangeaison, mais qui pourtant l'irrite au lieu de la calmer.

Déçu de ce côté, j'eus recours aux émollients administrés soit en topiques, soit en frictions. J'étudiai tour à tour l'usage de la décoction de racine de guimauve, des mucilages de graines de lin, des figues grasses bouillies dans du lait, de la gomme arabique unie au miel. J'empruntai même à la médication d'autrefois certaines recettes tombées en désuétude, afin de m'éclairer plus complétement. Graisse de poularde et de chapon, cervelle de lièvre, beurre frais, beurre de cacao, miel fin, sirop de violette et de guimauve, huile d'amandes douces, et mainte autre substance, soit mucilagineuse, soit oléagineuse, je les expérimentai toutes à tour de rôle. Il résulta clairement, à mes yeux, de ces essais multipliés, que les émollients, bien que favorables dans quelques cas exceptionnels, sont généralement nuisibles, parce qu'ils tendent à ramollir et à relâcher outre mesure le tissu des gencives, et le prédisposent à un engorgement fluxionnaire, accompagné d'une vive douleur.

Sans me laisser rebuter par ce nouvel échec, je m'adressai aux narcotiques, à la belladone, à l'opium et à ses diverses préparations, employés tantôt à l'extérieur, tantôt à l'intérieur, suivant les prescriptions des différents praticiens. Quelle ne fut pas ma surprise de voir cette médication opérer, sans aucune exception, dans un sens diamétralement inverse de ce que je me croyais en droit d'en attendre! j'obtins la preuve que l'application des opiacés et des narcotiques, loin d'apaiser l'irritation gingivale, contribue puissamment à en activer les progrès par la congestion qu'ils déterminent dans ces organes.

Cette épreuve décisive me fit renoncer sans retour à un traitement aussi dangereux, et je me tournai du côté des acides, sans tenir compte de la répulsion que cette classe de substances inspire généralement aux nouveau-nés; je reconnus bientôt non-seulement qu'elle a pour effet de fatiguer les voies digestives, mais que cet inconvénient grave n'est compensé par aucun avantage de quelque importance. Néanmoins la pratique m'ayant démontré que les frictions sèches, les émollients et les acides, quoique impuissants ou défavorables dans la majorité des cas, ne laissaient pas de soulager certains malades, j'en pris texte pour hasarder de les fondre en un traitement composé, à l'exclusion des narcotiques dont l'action s'était montrée invariablement pernicieuse. Cette tentative ne fut pas plus heureuse que ses aînées. Elle ne réussit qu'à m'éclairer sur l'inanité de tous les médicaments préconisés jusqu'à ce jour. Je m'étais promis de ne reculer devant aucune expérience. Je consultai jusqu'aux procédés accrédités par la routine et l'empirisme ; je fis l'épreuve des colliers d'ivoire, de racine de pivoine et de valériane, dits *anticonvulsifs :* même insuccès. Toutefois je ne veux pas dissimuler que, chez les sujets très-légèrement affectés du prurit de dentition, ces colliers apportent quelque soulagement, en dérivant vers la région du cou la faible irritation fixée sur les gencives ; mais dans les cas un peu sérieux, leur efficacité est absolument nulle.

Les vésicatoires posés derrière les oreilles sont visiblement plus salutaires ; malheureusement c'est un remède qui pèche par sa propre incommodité, par l'influence fâcheuse qu'il exerce parfois sur les organes de la vue, enfin par les accidents qu'il provoque chez certains enfants doués d'une grande sensibilité nerveuse.

Les sangsues seraient d'un notable secours, particulierement à l'égard des organisations sanguines, si le bien-être qu'elles procurent n'était point passager. D'ailleurs on comprend quelle réserve et quelle circonspection la médecine doit s'imposer dans l'application d'un moyen aussi énergique. Les purgatifs sont moins à craindre, mais leur action sur l'éréthisme gingival n'est pas de longue durée.

La *poudre de Carignan* n'agit qu'à la manière d'un dérivatif; si elle dissipe l'excitation des gencives, c'est au détriment des organes de la digestion : le mal ne fait que changer de place, et le danger n'est pas moins grand. Notons, en outre, que la *poudre de Carignan* n'a pas toujours sur les convulsions l'influence que l'on s'en promet.

J'ai, comme on l'a vu, fait l'inventaire des préservatifs et des antidotes en usage contre les maux qui accompagnent l'éruption des dents de lait, et j'ai puisé, dans cet examen approfondi, la ferme persuasion qu'aucun d'eux ne répond à sa destination, parce qu'aucun d'eux n'est basé sur une connaissance exacte et raisonnée des principes et des phénomènes de l'odontocie [1]. A quoi se bornent-ils, en effet? A combattre l'inflammation des membranes de la bouche, qui n'est, après tout, qu'un symptôme consécutif du prurit de dentition. Mais s'attaquer au prurit même, cause première de ce désordre et de tous ceux qui viennent à sa suite, mettre obstacle, dès le principe, au développement de ce prurit, n'est-ce pas tarir la source du mal et de tous les accidents qui en découlent? Tel est l'axiome auquel aboutirent mes études. Le problème consistait donc à trouver un topique spécial à cette affection essentiellement nerveuse, et c'est de ce côté que se dirigèrent dès lors mes recherches.

J'épargne au lecteur le détail de mes expériences; qu'il lui suffise de savoir qu'à force d'essais et de tâtonnements, je finis par obtenir un composé doué de la triple propriété adoucissante, rafraîchissante et sédative, d'où dépendait la solution du problème. Cette mixture, que j'ai nommée *sirop de dentition*, et dans laquelle entre une confection de miel et de safran, a pour base le suc d'un fruit qui jouit au suprême degré du privilége

---

[1] Sortie des dents.

d'étancher la soif, en raison de l'action toute spéciale qu'il exerce *directement* sur la muqueuse de la bouche; car c'est un fait acquis à la physiologie que la soif n'est souvent qu'un effet nerveux plutôt qu'un besoin réel, et qu'il ne suffit pas toujours de boire pour se désaltérer. C'est ainsi que l'excitation produite sur la membrane buccale par le prurit de dentition développe parfois chez l'enfant une appétence inextinguible de boisson, phénomène comparable à celui qui se produit dans l'affection du *prurigo*, où le patient, en proie à une démangeaison continue, est invinciblement poussé à se gratter sans relâche, bien que l'expérience lui apprenne qu'il n'a point de soulagement à en espérer. On sait que cette dernière maladie, souvent mortelle, loin de céder à l'application des émollients, des narcotiques ou des corps gras, semble au contraire y puiser un nouvel aliment, et qu'elle a défié jusqu'à présent toutes les ressources de l'art. Il en était de même du prurit de dentition, avec cette différence, toutefois, que la science ne songeait pas même à la combattre, son existence paraissant ignorée ou sans importance. L'objet du sirop de dentition est de remédier à cette lacune, et l'expérience que j'en ai faite m'autorise à ne conserver aucun doute sur son efficacité. En effet, j'ai vu des enfants réduits, par les tourments de l'éréthisme gingival, au dernier degré du dépérissement, renaître en peu de jours à la vie et à la santé, sous l'unique influence de frictions locales pratiquées à l'aide de ce topique. Cet avantage est d'autant plus précieux qu'il dispense de surcharger l'estomac de ces faibles créatures d'une surabondance de liquides, car le sirop de dentition apaise comme par magie la soif ardente qui les dévore.—

Après avoir démontré que presque toutes les maladies de l'enfance, les fièvres, les éruptions cutanées, le muguet, les ophthalmies, les affections des voies respiratoires, de l'estomac, des intestins, la diarrhée, etc., proviennent directement ou indirectement des douleurs névralgiques suscitées par le prurit de dentition, M. le docteur Delabarre consacre un chapitre spécial aux convulsions, et s'attache à rassurer les parents contre cette maladie, moins dangereuse au fond qu'effrayante, en même temps qu'à leur indiquer les meilleurs procédés préservatifs et curatifs.

—Le corps humain est composé d'une charpente osseuse recouverte par des muscles et des membranes qui sont parcourus par des canaux nommés veines et artères. Dans l'intérieur de ces canaux s'opère la circulation du sang. Enfin il existe un système nerveux qui se divise en deux catégories : les nerfs de la vie organique et les nerfs de la vie animale. Les premiers sont indépendants du libre arbitre de l'individu, tandis que les seconds sont les instruments de la volonté.

Je m'explique. Notre cœur bat malgré nous; nos bras et nos jambes, au contraire, agissent conformément aux ordres que nous leur transmettons par l'intermédiaire des nerfs de la vie animale. C'est dans ces derniers que se manifestent les désordres connus sous le nom de *convulsions :* les convulsions consistent en une sorte de révolte des muscles moteurs, habituellement soumis à la volonté, mais qui, sous l'influence d'une surexcitation nerveuse, se livrent à des mouvements désordonnés malgré l'individu.

Si l'on recherche la cause qui détermine le plus communément les convulsions, on la trouvera presque toujours dans une sensation de chatouillement. C'est un fait qu'il importe d'établir. Ainsi n'est-il pas vrai que la présence des vers dans les intestins engendre des convulsions par suite du chatouillement qu'ils exercent sur ces viscères? N'est-il pas vrai qu'un insecte s'introduisant dans les narines ou dans les oreilles fait encore naître des convulsions en raison d'un chatouillement? que le travail de cicatrisation des plaies à large surface est accompagné d'une sensation de chatouillement qui détermine des convulsions? que le prurigo produit des effets analogues? Interrogez les épileptiques, les hydrophobes, les femmes nerveuses, relativement aux impressions qui provoquent leurs convulsions; ils déclarent tous qu'ils ressentent sur les trajets des nerfs, quelque temps avant les crises, une sorte de fourmillement ou de chatouillement qui les met dans un état d'excitation dont ils ne peuvent se défendre. Il y a des individus qui, sous l'influence d'un chatouillement à la plante des pieds, sont instantanément pris de convulsions.

Pourquoi ne pas admettre alors que les convulsions des enfants, à l'époque de la première dentition, prennent leur source dans ce chatouillement dont j'ai démontré l'existence au sein des gencives? Qui se refusera à reconnaître que c'est par le développement et par la durée de cette démangeaison cruelle que l'excitation nerveuse est portée à son paroxysme? Ne suffit-il pas pour se convaincre que telle est bien la cause si longtemps cherchée des convulsions de dentition, d'observer avec quel acharnement les enfants qui y sont sujets portent leurs doigts à leur bouche, avec quelle fureur ils compriment les corps les plus durs entre leurs mâchoires, et quelle excitation, quelle agitation ils éprouvent?

Les convulsions qui dépendent de la dentition sont, pour l'ordinaire, précédées de certains symptômes précurseurs. Voici ceux qu'on remarque le plus généralement : Les enfants menacés d'une crise prochaine se livrent à de fréquents attouchements sur leurs gencives; leurs yeux sont brillants, leur corps se roidit subitement; ils étendent les bras en rejetant le buste en arrière : toute leur attitude décèle une violente agitation. A ce premier symptôme succède un profond accablement, puis les accidents précédents reparaissent et se reproduisent avec la même intensité. Des désordres intestinaux se manifestent chez ceux-ci par la constipation; chez ceux-là par la diarrhée, compliqués quelquefois l'un ou l'autre de vomissements. La nuit, les malades sont agités de soubresauts brusques et involontaires. Le sommeil ne dépasse pas l'assoupissement;

les yeux demeurent entr'ouverts, la prunelle est fixe et immobile, à moins qu'elle ne disparaisse presque entièrement sous la paupière supérieure; la respiration, saccadée, est mêlée de soupirs et de petits cris plaintifs: quelquefois, mais assez rarement, elle n'est en quelque sorte qu'une lamentation continue. Les bras s'étendent machinalement comme pour repousser un obstacle, et les doigts s'écartent en éventail avec une rigidité spasmodique.

Cet état maladif porte le nom des *convulsions internes :* tant que les accidents se bornent à ceux que je viens de décrire, ils n'offrent rien de sérieusement alarmant. J'ai acquis, par un grand nombre de faits, la certitude que les frictions pratiquées sur les gencives à l'aide du sirop de dentition suffisent presque toujours pour rendre à l'enfant le calme si nécessaire à son bienêtre et à son parfait développement. C'est en raison de cette propriété que je me suis cru fondé à donner à ce spécifique le titre d'*anticonvulsif*.

Bien que les symptômes que je viens de décrire ne soient par eux-mêmes l'indice d'aucun danger pressant, il importe pourtant de ne point les négliger, car ils s'aggravent avec le temps, et souvent à ces convulsions bénignes succèdent d'autres convulsions d'un caractère plus inquiétant. Ces dernières sont tantôt locales, tantôt générales, c'est-à-dire qu'elles attaquent, suivant les circonstances, soit une seule partie, soit la totalité du corps. Communément elles se manifestent d'abord dans la région des yeux, lesquels se meuvent tout à coup d'une manière étrange. Cette agitation est suivie d'une effrayante fixité : la prunelle s'éclipse graduellement sous la paupière où elle demeure cachée durant un intervalle plus ou moins long, ne laissant voir que la zone blanche et cristalline du globe oculaire, désignée sous le nom de *sclérotique ;* la face contracte, de son côté, une teinte livide et plombée. L'état convulsionnaire, s'aggravant, ne tarde pas à envahir les membres supérieurs; les doigts se fléchissent et s'enroulent à l'entour du pouce, qu'ils tiennent fortement comprimé ; la main et le poignet se contournent, le bras se ploie et se déploie avec une roideur télégraphique, ou gesticule comme s'il était mû par le besoin de frapper. La respiration devient de plus en plus irrégulière; l'inhalation est courte et précipitée, l'exhalation se laisse à peine percevoir. Bien que les membres inférieurs participent rarement aux mouvements convulsifs, il n'est pas impossible que cette complication se présente. Voici, suivant mes observations, comment, en cette conjoncture, les phénomènes s'accomplissent :

Les jambes se replient sur les cuisses, qui viennent elles-mêmes s'appuyer sur le ventre, en sorte que l'ensemble du corps affecte la forme d'un Z. La durée de cet état varie depuis deux minutes jusqu'à une heure. Lorsque l'accès est léger, il se dissipe promptement et ne se renouvelle pas; mais cela est rare : le plus souvent il se reproduit à diverses reprises pendant l'espace de deux ou trois jours. Parfois, dans le cours des accès, le malade est pris de vomissements, ou bien la salive coule avec abondance au dehors, ou bien encore la bouche se remplit d'écume, et il se produit dans les molaires fortement contractées une sorte de *trismus* particulier. Si la crise se présente sous une forme violente, il peut advenir que la respiration se trouve complétement suspendue, circonstance qui rend l'asphyxie imminente. Alors la tête se rejette en arrière, le corps se crispe, le hoquet survient, et la mort ne se fait pas longtemps attendre. Très-souvent on ne rencontre sur le cadavre de l'enfant mort d'un semblable accident ni lésion organique, ni épanchement cérébral : preuve concluante que l'accident n'a pour cause qu'un désordre purement nerveux. Les convulsions de cette nature sont cependant, en réalité, plus effrayantes que dangereuses; il existe divers moyens d'y remédier assez promptement. On me saura gré sans doute de consigner ici un procédé fort simple et purement mécanique, qui m'a constamment réussi, pour faire cesser presque instantanément les convulsions de dentition. Il consiste tout simplement à desserrer de force les dents du petit malade à l'aide des doigts, ou d'une cuiller. On saisit la luette entre le pouce et l'index, et on lui fait subir une ou deux tractions. Cette opération provoque à l'instant même, chez le petit malade, un effort pour vomir, qui aboutit même quelquefois à une évacuation muqueuse. Aussitôt le spasme disparaît, le corps revient à son état normal, et le salut de l'enfant est assuré : pour compléter la cure, on le place aussitôt dans un bain tiéde, et afin de prévenir de nouvelles attaques, on s'oppose à l'excitation gingivale par l'emploi fréquemment répété des frictions sirupeuses. Ajoutons que si les gencives étaient le siége d'un gonflement prononcé, ce serait le cas de pratiquer une incision cruciale sur les parties les plus tuméfiées, afin d'opérer un dégorgement salutaire.

Par la méthode fort simple que je viens d'indiquer, j'ai rendu plus d'une fois la vie à des enfants atteints de convulsions tellement violentes que l'asphyxie était inévitable.

Il est admis que les convulsions dépendantes de la dentition affectent plus particulièrement les enfants forts et robustes, et, parmi ceux-ci, les sujets qui se distinguent par leur prédisposition aux inflammations et aux congestions ; cependant elles n'épargnent pas davantage les enfants maigres et chétifs, quand ils sont nerveux et irritables. Bien que les convulsions, une fois guéries, ne laissent pour l'ordinaire aucune trace, il y a pourtant des exceptions à cette loi générale, et l'on voit, à la suite de violents accès, des enfants condamnés à rester pendant leur vie entière paralysés, défigurés, estropiés, contrefaits, ou sujets à des spasmes voisins soit de l'apoplexie, soit de l'épilepsie. Nous pourrions citer, entre autres exemples, celui de la fille d'une actrice célèbre au Vaudeville [1], qui perdit la vue à l'âge de

---

[1] Mademoiselle Minette. Sa fille s'appelait Sophie. Cette enfant,

deux ans, par suite de convulsions, et ne la recouvra jamais, malgré tous les efforts de l'art.

Quand les convulsions sont légères, de courte durée, et que l'enfant reprend sa gaîté naturelle immédiatement après l'accès, la maladie est sans gravité ; mais si les crises, au contraire, se prolongent et se multiplient, ou bien encore si la première débute avec une grande intensité, il faut en conclure que la vie du malade court de très-sérieux dangers.

Le traitement des convulsions doit être, suivant la méthode ordinaire, divisé en régime préservatif et en régime curatif. Le premier est, selon moi, fort limité : il se borne à s'opposer à l'irruption et au développement du prurit de dentition. On y joindrait au besoin l'emploi des dérivatifs, tels que de petits vésicatoires appliqués derrière les oreilles, des sinapismes légers posés aux extrémités inférieures, des lavements laxatifs ou des purgatifs bénins, des bains tièdes et quelques autres moyens anodins.

Le régime curatif consiste, aussitôt qu'un accès éclate, à tremper les pieds et les mains du malade dans de l'eau chauffée au degré le plus élevé qu'il pourra le supporter ; après quoi on lui mettra des sinapismes aux jambes et on lui frappera fortement le visage avec un linge imbibé d'eau froide.

Si l'enfant est de forte complexion, on pourra appliquer une ou deux sangsues derrière les oreilles, puis lui administrer par petites doses une tisane mélangée d'eau de mélisse ou de fleur d'oranger. Mais on se gardera d'employer les sangsues lorsqu'on aura affaire à une organisation chez laquelle la faiblesse s'unit à la sensibilité nerveuse.

douée d'une intelligence remarquable et de talents peu communs chez les personnes privées de la vue, avait quinze ans lorsqu'elle servit de modèle à mademoiselle Mars pour étudier la physionomie et les allures des aveugles, que cette admirable actrice reproduisait avec un si prodigieux et si légitime succès dans le rôle fameux de Valérie.

J'ai dit plus haut que les convulsions étaient généralement annoncées par certains symptômes avant-coureurs. Cette observation, justifiée par l'expérience, s'est trouvée cependant contredite par certains cas exceptionnels, dans lesquels les convulsions ont éclaté spontanément et sans s'être fait prévoir par aucun des signes ordinaires. Il est donc prudent de se tenir en garde et de ne point attendre l'explosion du mal pour s'armer contre ses ravages. Le prurit de dentition est un signe de dentition difficile qui ne fait jamais défaut. Aussitôt donc qu'on aura signalé sa présence, on le combattra sans perdre de temps, puisqu'il est à n'en pas douter la cause première de tous les accidents de la dentition laborieuse. Je ne saurais trop le répéter : *Sublatâ causâ tollitur effectus.*

CHAPITRE IV.

Première partie.

SOINS DIVERS DONT ON DOIT ENTOURER LES ENFANTS PENDANT LES TRENTE PREMIERS MOIS DE LEUR EXISTENCE, PÉRIODE DE LA PREMIÈRE DENTITION.

La première et la plus importante de toutes les règles à observer à l'égard des enfants, pendant les trois premières années de leur existence, c'est de les garantir des atteintes du froid, source d'une foule d'incommodités plus ou moins dangereuses. Tout démontre que le froid est l'ennemi mortel des êtres animés, tandis que la chaleur, au contraire, est l'agent le plus puissant et le plus actif de la vie. L'étude de la nature nous offre, à ce sujet, une multitude d'observations qui mettent ce double principe hors de doute, et parmi lesquelles je choisirai seulement les suivantes :

1⁰ On voit les animaux préparer instinctivement le nid de leurs petits dans les réduits les mieux abrités, accumuler autour d'eux les substances les plus susceptibles de conserver ou de développer le calorique, les couvrir de leur corps ; en un mot, recourir à tous les moyens suggérés par l'instinct maternel pour les mettre à l'abri de l'action du froid.

2⁰ L'abaissement subit ou anormal de la température agit, au témoignage unanime des éleveurs, d'une manière funeste sur les organes des jeunes animaux.

3⁰ Presque tous les êtres vivants, quel que soit le degré de leur intelligence, recherchent avidement la présence du feu et du soleil.

4⁰ Aux approches des frimas, le corps des bêtes les plus robustes se cuirasse de fourrures épaisses.

5⁰ L'hiver, qui fait périr ou engourdit quantité de créatures et de végétaux, est pour la nature une époque de léthargie ; le printemps, au contraire, qui régénère et vivifie, est pour elle un signal de résurrection. La raison, c'est que le premier marche sous l'escorte du froid, si fécond en germes de mort, et que le second inaugure le retour de la chaleur, principe et véhicule du fluide vital répandu dans la création.

6⁰ Enfin, on observe que de tous les enfants de la race humaine, les plus déshérités, sous le rapport de la stature et de la vigueur, sont les Lapons, qui, relégués aux confins du monde, passent leur vie au sein de glaces éternelles et loin des bienfaisants rayons du soleil.

Je pourrais multiplier les exemples, mais ceux-là suffisent sans doute pour convaincre les plus incrédules que le froid est aussi nuisible à l'enfant que la chaleur lui est profitable. Ce principe reconnu, combien ne faut-il pas déplorer, combien n'est-il pas urgent de proscrire cette mode extravagante en vertu de laquelle on se fait un jeu d'exposer à demi nus les tout jeunes enfants à l'air extérieur, par les temps les plus âpres sous le vain et ridicule prétexte de les acclimater aux intempéries des saisons [1] ?

Peut-être m'objectera-t-on que, sous le ciel brumeux et glacé de la Grande-Bretagne, les enfants ne laissent pas d'être, dès leur bas âge, soumis, dans un état de semi-nudité, à l'influence de l'air libre. Je répondrai que cette insulte aux préceptes de l'hygiène porte avec elle son châtiment : elle altère et vicie les sources de la vie, et propage les affections pulmonaires et scrofuleuses qui désolent, sans distinction de rang, toutes les classes de la population anglaise.

Le nouveau-né, encore un coup, est une plante faible et délicate, qui redoute le contact d'une atmosphère rigoureuse et veut être élevée chaudement. Ce besoin de chaleur se fait surtout sentir à l'époque de l'enfantement des dents de lait, et l'on ne saurait s'imaginer le nombre de ces frêles créatures qui paient de leur vie les torts de l'imprudence ou des préjugés. Mais alors même que cette période critique est franchie, il n'est pas sage de laisser l'enfant exposé sans défense suffisante à la malignité du froid et de l'humidité, et je maintiens que la tiédeur d'un appartement confortable est, en tout cas, bien plus propice au développement des organes que la promenade au grand air, lorsque le thermomètre descend dans le voisinage de zéro.

Est-ce à dire qu'il faille tenir les enfants constamment enfermés et les couvrir outre mesure ? Non, sans doute : l'excès du bien produit le mal, et c'est enfreindre un principe que de l'exagérer. La peau n'accomplit régulièrement les fonctions qui lui sont dévolues qu'à la condition d'être entretenue à un degré de chaleur modéré. Que le corps de l'enfant soit donc maintenu dans un juste équilibre de température ; que la main, en consultant sa surface, ni rencontre ni froidure ni

---

[1] Que penserait-on d'un jardinier qui aurait la prétention d'acclimater un oranger, et qui, pour ce faire, l'exposerait en plein hiver à la rigueur du temps ?

transpiration, c'est le symptôme irrécusable d'un parfait état de santé.

Quant à la nature des vêtements dont il convient de recommander l'usage, on comprend que je ne saurais, sur ce point essentiellement variable, établir de règles uniformes. L'âge, la constitution, le climat, la saison, sont autant de circonstances dont il faut tenir compte, et qui doivent déterminer, aux yeux des parents, l'opportunité de tel ou tel habillement. Toutefois il est un principe immuable, et dont l'application n'admet aucune exception, à savoir qu'on ne saurait jamais craindre d'entretenir aux extrémités une notable somme de calorique.

La confirmation de cette vérité ressort du traitement qu'on fait subir aux malades atteints d'affections inflammatoires ou pléthoriques des organes internes; tous les efforts tendent à rappeler le sang vers les extrémités à l'aide d'une chaleur intense produite par l'immersion des pieds et des mains dans de l'eau chauffée à un degré très-élevé, par l'application de sinapismes, de ventouses, et par toutes sortes de moyens énergiques. Si donc vous soumettez les membres d'un enfant sain et bien portant au procédé diamétralement opposé, c'est-à-dire, si vous le tenez constamment en contact avec le froid, n'est-il pas évident que vous mettrez obstacle à la répartition régulière du sang dans le réseau veineux, que vous déterminerez à la longue un refoulement de ce fluide vers les viscères, d'où naîtront inévitablement les congestions cérébrales, les engorgements des glandes, des poumons, des intestins, des rhumes, le croup, le faux croup, enfin tous les maux dont la première enfance est tributaire.

Que conclure de ce qui précède? Sinon que, loin de découvrir, suivant un usage malheureusement trop commun, les jambes des enfants en bas âge, il est de première nécessité de les leur vêtir chaudement. De bons bas de laine bien étoffés, montant jusqu'au milieu de la cuisse, constituent une toilette moins élégante peut-être, mais à coup sûr très-préférable au déshabillé écossais, que, sans égard pour leur bien-être et leur santé, on inflige à ces pauvres petites créatures. Je conseille même aux parents dont les enfants annoncent une complexion frêle et délicate, de leur faire porter des chemises de flanelle jusqu'à l'entier accomplissement du travail de la première dentition. Nombre de nouveau-nés, que leur faiblesse rendait éminemment vulnérables, ont dû leur salut à cette simple mesure hygiénique. Je ne nie pas qu'on ne voie des enfants fleurir et prospérer en l'absence de toute précaution de ce genre. Mais qu'est-ce que cela prouve, sinon que la nature a dévolu aux uns une vigueur qu'elle a refusée aux autres, de même qu'elle a doté les arbrisseaux de nos forêts du privilége de croître et de fructifier en dépit des intempéries des saisons, tandis qu'elle a condamné certains arbustes à périr, si la prévoyance de l'homme ne les soustrait aux rigueurs de l'hiver? J'ajoute que l'insuffisance des vêtements est fatale aux enfants débiles, sans présenter d'avantages réels pour les enfants robustes, au lieu que le système contraire, si fécond en bienfaits pour les premiers, est sans inconvénients pour les autres.

Une particularité essentielle à noter, c'est que la réaction ne s'opère pas dans le bas âge sans une extrême difficulté; en d'autres termes, le corps, une fois refroidi, ne se réchauffe que très-lentement. On en tirera naturellement cette conséquence que les ablutions doivent être, particulièrement en hiver, pratiquées avec de l'eau tiède. Le nouveau-né convenablement épongé, on le frictionne sur toutes les parties du corps, à l'aide d'un linge bien sec; après cette opération, on l'emmaillotte ou on l'habille, en évitant de le serrer dans ses vêtements, de peur d'entraver ou d'interrompre la circulation du sang. Pour ce qui est du coucher, on donnera la préférence aux sommiers de paille d'avoine ou de fougère, assez fortement bourrés pour qu'ils cèdent difficilement sous la pression. Leur résistance contribuera à affermir les muscles de l'enfant et à fortifier sa santé. On aura soin de couvrir chaudement le nourrisson dans son berceau, mais sans le surcharger de rideaux, qui ne sont bons qu'à l'empêcher de respirer à l'aise, en l'emprisonnant dans une atmosphère stagnante et saturée de ses propres émanations [1].

Point de lessivage de la tête. Le passage d'une brosse douce et d'un linge sec suffit pour purger le tissu capillaire des corps étrangers qui adhèrent à sa surface. Il est à remarquer que le cuir chevelu se trouve, chez le bas âge, dans un état de transpiration permanente éminemment favorable à la dentition. Or, l'humidité qui succède au lavage est très-propre à arrêter subitement le cours de cette excrétion et à rendre le travail des dents laborieux en lui enlevant ce puissant auxiliaire : raison décisive pour interdire l'usage des lotions dans la région céphalique, alors même que la présence des cheveux sur le chef de l'homme n'indiquerait pas que la nature a voulu mettre la boîte du crâne à l'abri de toute humidité provenant de l'extérieur ?

S'abstenir de bercer les enfants par des mouvements violents ou saccadés, et de les faire sauter brusquement dans les bras, de crainte de porter préjudice aux organes cérébraux ; écarter d'eux toute lumière trop vive, tout son trop éclatant, toute odeur trop pénétrante, en un mot tout ce qui est susceptible d'irriter la sensibilité des organes de la vue, de l'ouïe et de l'odorat ; telles sont encore les précautions que je recommande. Qu'on n'oublie jamais que la délicatesse des ressorts de ces fragiles machines exige les plus minutieux ménage-

---

[1] Il est bien entendu que les précautions que je recommande sont seulement relatives au premier âge de la vie, depuis la naissance jusqu'à la complète sortie des dents, qui ne dépasse pas, pour l'ordinaire, la troisième année. A partir de ce moment, il est à propos au contraire de changer de régime, et de se relâcher de ces ménagements. Il est temps que l'enfant apprenne à devenir progressivement un homme.

ments, et que l'excitation provoquée dans quelque organe essentiel se répercute la plupart du temps sur les mâchoires , siége d'une grande activité momentanée.

J'ajoute qu'il est de la plus haute importance de faire garder la chambre à l'enfant aussitôt que se manifeste chez lui quelque symptôme d'indisposition. Commence-t-il à se sentir tourmenté par un chatouillement aigu dans les gencives, ce qu'il dénote par sa persistance à porter ses doigts à sa bouche, on combattra le développement de ce prurit local par des frictions gingivales à l'aide du *sirop de dentition*, dont j'indique les propriétés et l'usage dans le chapitre précédent.

Si l'on se conforme ponctuellement à ce petit code de prescriptions plutôt préventives que curatives, sans négliger d'ailleurs tous les soins usuels et domestiques , et entre autres la propreté, on n'aura guère, sauf certains cas exceptionnels et très-rares, à redouter une dentition difficile ; car ce phénomène tout naturel est destiné à s'opérer pacifiquement, et ne se métamorphose en crise que par suite de l'imprudence, de l'incurie, de l'ignorance ou d'un mauvais système d'alimentation.

On lira sans doute avec intérêt la lettre suivante, qui forme le complément naturel des observations qui précèdent. Cette lettre, écrite cinq cents ans avant Jésus-Christ par une pythagoricienne à une de ses amies, atteste que l'Antiquité avait soigneusement étudié l'hygiène et le régime propres à la première enfance. On remarquera combien il existe d'analogie entre les préceptes contenus dans ce petit code de la maternité et quelques-uns des principes que je viens d'émettre.

Lettre de Mya à Philis.

« Vous allez devenir mère : votre premier devoir est de vous occuper du choix d'une nourrice. Qu'elle soit propre et modeste ; qu'elle n'ait ni la passion du vin ni l'amour du sommeil ; que son lait soit pur et nourrissant. Du choix que vous allez faire dépend la vie entière d'un enfant chéri.

« Tous les instants d'une bonne nourrice doivent être partagés entre ses devoirs. Elle doit consulter la prudence et non sa fantaisie, son caprice, pour présenter le sein au nourrisson : c'est ainsi qu'elle lui fortifiera la santé. Il n'est pas moins nécessaire qu'elle attende, pour se livrer au sommeil, que l'enfant ait envie de se reposer.

« Prenez garde qu'elle ne soit d'une humeur colérique ; je n'apprendrais pas non plus avec plaisir qu'elle fut bègue ; tâchez même qu'elle soit née dans la Grèce, de peur que, par imitation, votre enfant ne contracte un accent vicieux. Surtout qu'elle soit prudente dans le choix de ses aliments et qu'elle ne prenne de nourriture qu'avec une juste réserve.

« Il est bon de laisser dormir les enfants après qu'ils se sont bien nourris de lait : ce repos agréable, et qu'exige leur faiblesse, rend leur digestion plus facile. S'il faut absolument leur donner quelque autre nourriture que le lait de leur nourrice, n'oubliez pas qu'elle doit être simple et légère. Je crois que le vin est une boisson trop forte pour eux ; si vous ne le leur refusez pas entièrement, qu'il soit du moins assez trempé pour approcher de la douceur du lait.

« Je ne conseillerais pas de les baigner tous les jours : il suffit qu'ils prennent le bain de temps en temps, et il est essentiel d'en bien ménager la température. N'étudiez pas avec moins d'attention celle de l'air que respirera votre enfant ; qu'il n'éprouve ni une trop grande chaleur ni un froid trop rigoureux. Sa chambre ne doit être ni trop close, ni trop exposée au vent ; l'eau qu'il boira, ni trop légère, ni trop pesante. Ne lui donnez pas des langes trop rudes ; qu'ils aient assez d'ampleur pour l'envelopper, trop peu pour l'incommoder. La nature doit être votre règle ; elle demande que ses besoins soient satisfaits, elle ne veut pas de magnificence. »

CHAPITRE V.

Deuxième partie.

HYGIÈNE ET ÉDUCATION DES ENFANTS DEPUIS LE PREMIER AGE JUSQU'A L'ADOLESCENCE.

Ces préceptes, colligés dans les meilleurs ouvrages spéciaux, concernent plus particulièrement l'hygiène morale, en quelque sorte, de l'enfance et de l'âge adulte. Nous ne saurions en recommander trop chaudement l'étude aux mères de famille et aux personnes qui se vouent à la première éducation.

Bien que la station, c'est-à-dire la position verticale, soit la plus naturelle à l'homme, elle est matériellement impraticable durant le premier âge. L'enfant n'a ni le pouvoir ni la volonté de se tenir debout; il vient au monde infirme, en quelque sorte, et commence par ramper sur la terre longtemps avant de la fouler d'un pied débile et chancelant; abandonné à ses propres forces, il commence par se traîner sur ses genoux et sur ses mains et ne parvient que peu à peu à se dresser sur ses petites jambes. Cette éducation tout instinctive est la meilleure, et cette espèce de gymnastique primitive que la nature inspire à l'enfant est préférable à tous les moyens artificiels mis en usage par une prévoyance aveugle et inconsidérée. Tous les procédés mécaniques, les chaises roulantes, les lisières auxquelles on a recours pour favoriser chez les enfants les premières tentatives de locomotion spontanée, font contracter à ces faibles corps des positions défectueuses, anti-naturelles, qui, de passagères qu'elles sont, deviennent aisément permanentes.

L'enfance demande, dans le développement de ses forces, une liberté pleine et entière; la nature n'a pas besoin, pour discipliner et corroborer sa faiblesse, d'auxiliaires étrangers : laissons-lui faire sa besogne et fions-nous à sa sagesse, sans vouloir en hâter les fruits. Les difformités tiennent bien moins, en général, à des dispositions innées, qu'aux déplorables préjugés de l'empirisme qui préside à leur éducation première.

C'est un fait digne de remarque, que les enfants nés et élevés dans toutes les commodités du luxe et entourés de soins exagérés, offrent le plus d'exemples d'infirmités et de maladies viagères. Point de santé parfaite sans l'exercice; c'est un principe qu'il est urgent pour les parents de ne jamais perdre de vue. Il est rare de voir des individus dont l'enfance a été active, en proie aux accidents nerveux et aux affections organiques qui affligent ceux dont les premières années se sont écoulées dans la mollesse et l'oisiveté. Quand l'enfant est en bonne santé, l'inaction est pour lui un véritable supplice. Or, c'est à l'instant même où le besoin du mouvement est le plus impérieux, que des parents inintelligents compriment cette disposition naturelle, et infligent à ces pauvres petites créatures le silence et l'immobilité. C'est un tort que de vouloir réprimer par les menaces, quelquefois même par les punitions, la pétulance dont la nature fait en quelque sorte une loi à l'enfance; on n'est pas mère si l'on ne sait pas supporter de sa part un peu de turbulence et de tapage. L'enfant grondé sans motif suffisant devient craintif et défiant; celui qui se sent garrotté en quelque sorte par la menace et par les corrections perd sa vivacité et son enjouement naturel. Autres écueils : Il est des parents aveuglément soumis aux volontés de ces petits êtres, qui, dans la crainte de les chagriner, se plient aveuglément à toutes leurs volontés, à leurs moindres caprices, leur épargnent toute espèce de fatigue, les tiennent soigneusement à l'abri du contact du froid, du soleil, de la pluie, et les livrent ainsi désarmés aux épreuves du sort et aux intempéries des saisons. L'éducation qui rend l'homme robuste au physique ainsi qu'au moral, c'est l'éducation champêtre : que l'enfant, aussitôt qu'il est assez fort pour être abandonné à lui-même, puisse sauter, jouer, courir librement, affronter l'ardeur du soleil, braver les rigueurs de l'hiver. C'est ainsi que, par l'exercice et le travail matériel, il acquiert l'adresse et la vigueur corporelle, la confiance qui en est la suite, la bravoure, la résolution, en un mot, tous les avantages et toutes les qualités inséparables d'une bonne constitution. Rien de plus nécessaire que le sang-froid et la modération en ce qui concerne les châtiments et surtout les punitions corporelles infligés à l'enfance. C'est une maxime incontestable, comme l'a dit Rousseau, que les premiers mouvements de la nature sont toujours droits. La perversité et le désir de nuire ne sont point innés au cœur humain ; la seule passion naturelle à l'homme est l'amour de soi-même : donc l'enfant n'agira jamais dans le but de faire du mal à autrui, mais dans l'intérêt de son propre plaisir. Partant de là, il ne s'agit point de punir chez lui une intention mauvaise, mais de prévenir le retour d'un acte répréhensible ou dangereux.

Qu'une mère châtie un enfant par une chiquenaude, un léger coup sur les mains ou sur le visage, ces corrections sont sans conséquence ; mais de mauvais traitements qui engendrent une certaine sensation de douleur provoquent, chez le petit être qui en est l'objet, des cris et des sanglots accompagnés d'une rougeur purpurine et d'une contraction spasmodique voisine de la suffocation. Ces sanglots et ces cris, loin d'être comprimés par les menaces et la contrainte, tendent au contraire à s'accroître par l'effet des mouvements convulsifs que la crainte imprime à la poitrine et sur laquelle la volonté même du sujet est absolument impuissante. Un soufflet appliqué avec force peut devenir la source d'une hémorragie nasale ou de tout autre accident. On a vu des enfants devenir sourds et même idiots par suite de coups répétés sur la tête. La flagellation, la férule, encore usitées dans quelques écoles, peuvent jeter l'enfant, en raison de la vive douleur qu'elles occasionnent, dans un état de rage et de colère qui touche de près aux convulsions. L'action de tirer les oreilles est également susceptible de produire, dans un âge aussi tendre, les plus graves désordres anatomiques.

En ce qui concerne les punitions par privation, les unes sont complétement innocentes et peuvent rendre de grands services dans l'éducation matérielle et intellectuelle; les autres, telles par exemple que la privation de nourriture, sont susceptibles d'entraîner les plus funestes conséquences. On en peut dire autant du supplice qui consiste à laisser un enfant à genoux ou les bras en croix durant un temps plus ou moins long, comme aussi de les enfermer dans une cave ou dans quelque endroit obscur et de nature à frapper leur imagination d'une superstitieuse terreur. Outre que ce sentiment exerce sur des âmes si tendres la plus pernicieuse influence, il n'est pas sans exemple qu'elle ait engendré des accidents graves et même déterminé des crises mortelles.

La gourmandise, la jalousie et la frayeur, dit le docteur Tourtelle, auquel nous empruntons ces préceptes, sont des passions extrêmement nuisibles à la santé et les plus ordinaires dans le premier âge. La gourmandise est le fléau de l'enfance; elle est le principe d'une foule de maladies : l'estomac, surchargé d'aliments souvent de mauvaise qualité, par cela même qu'ils sont recherchés, ne peut exécuter ses fonctions digestives qu'avec peine, et élabore mal les sucs qui doivent nourrir le corps; il en résulte des digestions pénibles et vicieuses, des affections gastriques qui mettent le désordre dans la machine et causent des altérations plus ou moins profondes et délétères dans l'organisme : aussi la gourmandise moissonne-t-elle beaucoup d'enfants en bas âge. Il est donc absolument nécessaire de mettre des bornes à leur appétit désordonné, de ne leur distribuer qu'avec une sage économie une nourriture simple et peu assaisonnée, pour ne pas exciter en eux

le sentiment de la faim au delà du besoin naturel.
Malheureusement les parents sont presque toujours les
auteurs des maux de leurs enfants, en cédant avec trop
d'indulgence à leur avidité, et en les nourrissant des
mêmes mets dont ils se nourrissent eux-mêmes. Il en résulte que cette nourriture produit de trop vives impressions sur des organes délicats, qu'elle émousse le sentiment du goût, et fait contracter à l'enfant des habitudes
vicieuses qui, en le privant des charmes les plus doux
de la vie, le conduisent rapidement à sa destruction.

Il arrive souvent que les enfants maigrissent sensiblement, quoique le visage reste plein et charnu, et que
toute l'épine dorsale et tous les côtés se décharnent, de
manière que la taille s'allonge et s'amincit. Lorsque
cette espèce de marasme a lieu sans cause sensible, on
peut être certain que la jalousie en est le principe, et en
y faisant attention, on ne tarde pas à s'apercevoir que
c'est que, dans la maison, on témoigne plus d'amitié à
quelque autre enfant.

Les parents et les instituteurs ne sauraient trop ap-
porter de précautions pour éloigner du cœur de leurs
élèves les tourments secrets qui les dévorent et que font
naître les préférences marquées. On n'imagine pas jusqu'à quel point l'enfant y est sensible et combien il
dissimule le chagrin qui le mine ; il faut souvent le
deviner. L'unique moyen d'y réussir est de faire moins
de caresses aux autres et de lui témoigner plus d'amitié
que de coutume. Qu'on observe alors attentivement ses
yeux, et on connaît bientôt s'il est tourmenté de la jalousie ; car, si cette passion a trouvé accès dans son
âme, ses yeux se montrent plus sereins, et il cesse d'être
triste et rêveur. Dans ce cas, il faut prendre le parti de
retrancher, en sa présence, les caresses qu'on faisait aux
autres, et de les redoubler envers lui, mais de manière
qu'il ne s'aperçoive pas de la ruse, car les enfants sont
plus pénétrants qu'on ne le croit communément : ils
lisent dans l'âme de ceux qui les approchent, et là-des-
sus nous sommes souvent leurs dupes. Que les enfants

soient susceptibles de jalousie, c'est ce dont on ne peut douter; ils le sont même étant encore à la mamelle. « J'ai vu, dit Augustin, un enfant jaloux; il ne savait « pas encore prononcer une parole, et regardait déjà « un autre enfant qui tétait avec lui avec un visage « pâle et des yeux irrités. »

L'être faible et sensible est naturellement timide et craintif; la peur s'empare facilement de son âme : aussi cette passion est-elle propre à l'enfance et au sexe féminin. Malheureusement on ne prémunit pas les enfants contre cette passion et ses dangereux effets, qui subsistent quelquefois durant toute la vie, et rendent celle-ci misérable et pleine d'angoisses. Souvent une femme, entraînée par le tourbillon des plaisirs, confie le soin de ses enfants à des domestiques qui les effraient de contes absurdes de revenants, de diables et de sorciers : il en résulte les accidents les plus funestes. L'enfant, naturellement curieux, se repaît avidement de ces chimères, et bientôt son imagination exaltée ne lui offre plus que des spectres et des fantômes terribles; il n'ose plus se confier aux ténèbres de la nuit; le moindre bruit l'épouvante; ce sont des palpitations, des défaillances, des convulsions, et quelquefois des morts subites. Enfin, telle est l'influence de cette cause sur l'esprit des enfants, qu'elle détruit l'énergie de l'âme, et les rend faibles et pusillanimes pour la vie. On voit, d'après cela, qu'il n'est pas indifférent de laisser approcher indistinctement les enfants par toutes sortes de personnes. Leur caractère dépend beaucoup des premières impressions qu'ils reçoivent dans un âge où le cerveau est une cire molle qui prend toutes les formes qu'on lui donne, et se dispose à les retenir dans un âge avancé. On sait que l'humeur des personnes avec lesquelles on vit influe beaucoup sur la nôtre, et que l'on est gai, triste, taciturne, selon la compagnie que l'on fréquente. Il en est de même, et à plus forte raison, pour les enfants : il est à désirer qu'ils ne soient jamais entourés que de personnes gaies, instruites et qui sachent mêler l'agrément à l'utile, afin qu'ils en prennent le caractère et que l'instruction germe dans leur âme.

L'étude des langues et des sciences abstraites ne devrait jamais commencer qu'un peu tard, et quand l'enfant a déjà acquis de la vigueur. On ne doit pas former l'esprit aux dépens du corps, et l'intention de la nature est que celui-ci se fortifie avant que l'esprit s'exerce, comme l'a très-bien dit le philosophe de Genève. L'application prématurée énerve l'un et l'autre; on a souvent vu, dans le bas âge, des prodiges de mémoire et même d'érudition être à quinze ou vingt ans des imbéciles, et rester tels toute leur vie. On a vu d'autres enfants que les études précoces avaient affaiblis à tel point qu'ils finissaient dans les maux les plus cruels leur misérable carrière, à l'époque où ils auraient dû commencer seulement leurs études. Vouloir que les enfants soient des docteurs, comme le dit Fleury, c'est vouloir qu'une jeune plante ait, du jour au lendemain, un tronc solide et de profondes racines.

On ne devrait envoyer les enfants dans les écoles qu'à l'âge de dix ou douze ans, et jamais auparavant. Les premières études doivent avoir pour objet des choses qui tombent sous les sens, et qui, en fixant l'attention, fassent naître des idées, et exercent la mémoire. La méditation et le raisonnement appartiennent à un âge plus avancé.

La contention qu'exigent ces opérations de l'âme est un état violent auquel on ne peut la plier que peu à peu, et auquel il faut par conséquent la préparer par degrés.

Le dessin, la musique, la géographie, l'arithmétique, l'histoire naturelle et la physique expérimentale sont propres à remplir nos vues, et doivent uniquement occuper les enfants de dix à douze ans; la chronologie, l'histoire ancienne et moderne, les langues et la littérature, viendront ensuite; et enfin, après avoir suivi la gradation des idées et de l'âge, on finira par les sciences abstraites, telles que les mathématiques, la grammaire générale, la législation, etc. etc. Tel est le plan d'études qui me paraît le plus conforme à la nature, et le plus propre à former des hommes vraiment instruits et utiles.

Quel que soit l'âge auquel on fasse commencer les études, il faut avoir soin que l'enfant ne s'applique pas trop longtemps de suite : une ou deux heures par jour, dans le principe, et, à mesure que le corps croît et acquiert de la force, trois, quatre ou cinq heures, mais en plusieurs reprises, suffisent; le reste de la journée doit être consacré aux jeux, aux amusements et aux exercices. Il est utile surtout de leur faire éviter l'ennui dans les études, et la passion dans les jeux; il arrive presque toujours, comme l'a fort bien dit Fénelon, que dans l'éducation, on met ordinairement tout l'ennui d'un côté et tout le plaisir de l'autre. Il faut, au contraire, que les exercices du corps et les travaux de l'esprit se servent réciproquement de récréation et de délassement, non pas à des heures fixes, mais d'après les dispositions du corps et de l'âme.

Tels sont, en général, les préceptes essentiels concernant l'éducation, dont le but est de former des corps robustes, des esprits éclairés et des âmes vertueuses ; ils sont basés sur la nature, et justifiés par l'expérience.

FIN.